百草川南

蜀地中草药千古谈

张丹 陈斯玮 ◎ 主编

U0755257

江西科学技术出版社

江西·南昌

图书在版编目（CIP）数据

百草川南：蜀地中草药千古谈 / 张丹, 陈斯玮主编.
南昌：江西科学技术出版社，2024. 8. –– ISBN 978-7
–5390–9125–9

Ⅰ. R282.7

中国国家版本馆CIP数据核字第2024LG9812号

百草川南：蜀地中草药千古谈
BAICAO CHUANNAN : SHUDI ZHONGCAOYAO QIANGU TAN

张　丹　陈斯玮　主编

出版 发行	江西科学技术出版社
社址	南昌市蓼洲街2号附1号
	邮编：330009　电话：（0791）86623491　86639342（传真）
印刷	江西赣版印务有限公司
经销	全国新华书店
开本	787 mm × 1092 mm　1/32
字数	145千字
印张	8.25
版次	2024年8月第1版
印次	2024年8月第1次印刷
书号	ISBN 978–7–5390–9125–9
定价	68.00元

国际互联网（Internet）地址：http://www.jxkjcbs.com　　　　选题序号：ZK2024014

赣版权登字–03–2024–174

责任编辑：郭绪书　　策划编辑：饶春垚　　装帧设计：刘小萍

版权所有　侵权必究

（赣科版图书凡属印装错误，可向承印厂调换）

编 委 会

主编：张　丹　陈斯玮

编委：傅秀娟　欧丽兰　张　倩　张义丰

　　　朱羽晴　冯　莳　杨　毅　陈大泉

　　　范嘉仪　王　珍

本书中介绍的大多中草药非药食两用。未经过专业医生辨证诊断，未确定剂量和服用时长时，请勿擅自服用。

自古以来，中华大地便是中草药的摇篮，无数珍贵的草木在这片古老的土地上生长、繁衍，以其独特的药性和疗效，救治了一代又一代中华儿女。而中华大地的西南一隅——蜀地——这片神奇的土地，更是孕育了无数珍稀中草药，为世人所瞩目。

四川素有"中医之乡，中药之库"的美誉，中医药底蕴深厚。川南地貌复杂多样，孕育了丰富独特的中草药资源，如赶黄草、枳壳、石斛、佛手、龙眼肉、黄精、荔枝核、川木通、川续断等（有土生土长的，也有引种成功的）。《百草川南：蜀地中草药千古谈》一书，便是对蜀地中草药文化的一次深情致敬和细致探寻。作者深入川南的山川田野，访遍当地中药学者、民间药师，搜集整理大量关于蜀地中草药的传说、故事和实用知识，旨在向读者展示蜀地中草药文化的独特魅力和深厚底蕴。

为了脉络清晰，本书根据中草药入药部位不同，分为七类，然后以各中草药为题，图文并茂地加以介绍，展示了川南中草药的千姿百态，从高山之巅的珍稀草药，到河谷洼地的寻常草木，它们或娇艳欲滴，或朴素无华，但都蕴藏着丰富的药用价值。这些中草药不仅具有治疗各种疾病的神奇功效，还承载着蜀地人民千百年来对自然的敬畏和珍视。

同时，本书深入探寻了蜀地中草药文化的历史渊源和发展脉络。从古代医药典籍的记载，到民间草药的传承和应用，再到现代研究进展，作者用生动的笔触和翔实的史料，绘制出一幅蜀地中草药文化的宏伟画卷。

此外，本书介绍了大量的中草药采摘加工方法、植物特点、饮片性状、药用价值等实用知识。这些对于广大读者来说，都是极为实用的信息。经由本书，读者将能够更深入了解蜀地中草药文化的内涵和价值，掌握一些实用的中草药知识和技巧。

《百草川南：蜀地中草药千古谈》不仅是一本关于中草药的书籍，更是一部传承和弘扬中华优秀传统文化的力作。它让我们重新审视和认识中草药文化的重要性，激发我们对自然和生命的敬畏之心，也为我们提供了一个了解和学习中草药的宝贵机会。

愿读者在阅读本书的过程中，能够感受到蜀地中草药文化的独特魅力和深厚底蕴，也能够在日常生活中更加珍视和爱护自然，传承和弘扬中华优秀传统文化。

本书编写组

目录

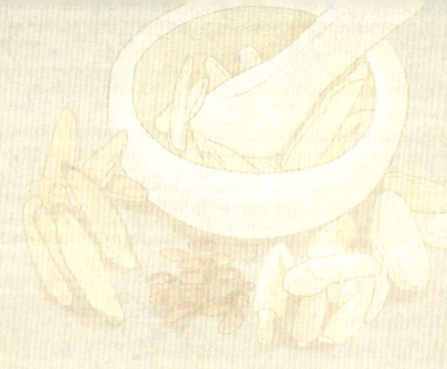

草野传奇·全草类

紫苏

唇形科紫苏属一年生直立草本植物。茎绿色或紫色，钝四棱形；叶阔，卵形或阔楔形；苞片，宽卵圆形或近圆形，无毛；花萼，钟形；果实，近球形，灰褐色。

相传，九九重阳节那天，华佗与徒弟一同前往酒铺，打算小酌几杯，共度佳节。酒铺里热闹非凡，尤其是角落的一桌，几个少年正在兴高采烈地比赛吃螃蟹。华佗见状，不禁微微皱眉。他深知螃蟹性寒，过量食用对身体不利。于是，他上前好心提醒："螃蟹性寒，不宜多食，还是少吃点吧。"然而，少年们正沉浸在比赛的欢乐中，哪里听得进华佗的劝告。其中一个少年甚至出言不逊："老头，你是不是馋了？想吃螃蟹就直说，别在这儿假惺惺地劝我们。"

华佗闻言，心中不悦，但他仍耐心地对掌柜说："掌柜的，这些少年已经吃了不少螃蟹，别再给他们上了，吃多了怕是要出人命。"掌柜却只顾赚钱，对华佗的话不以为意："老人家，您就别操心了。他们要吃，我就卖，出了事也怪不得我。"华佗无奈，只能摇头叹息，转身离去。

不久后，那群少年突然纷纷捂住肚子，疼得满地打滚。掌柜见状，吓得脸色苍白，连忙询问发生了什么。少年们怀疑螃蟹有毒，让掌柜快请大夫。此时，华佗再次站出来，平静地表

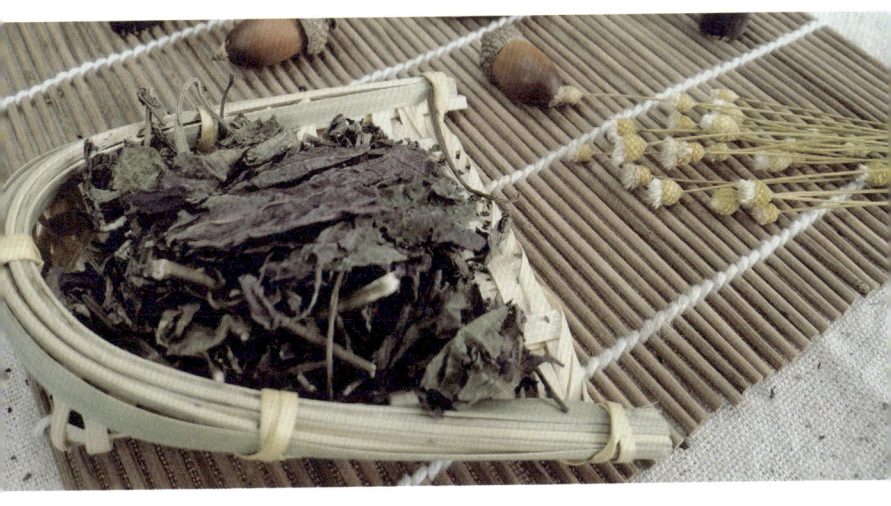

明自己的大夫身份，并表示知道少年们得了什么病。少年们疼痛难忍，纷纷央求华佗救命。华佗却提出条件："要我救你们，必须答应从此以后尊重每一位老人。"少年们连忙答应。

于是，华佗吩咐徒弟，去附近采些紫叶草。徒弟很快采回紫叶草，掌柜熬成汤药给少年们服下。没过多久，他们的疼痛便缓解了。

少年们对华佗感激涕零，纷纷向他道谢，并承诺以后一定会尊重老人、听从劝告。掌柜也连连道歉，并表示以后再也不会为了赚钱而忽视客人的健康。

回到家后，徒弟好奇地问华佗为何知道紫叶草能解蟹毒。华佗回忆起曾经与徒弟采药时遇到的一只水獭。那只水獭因为吃了太多鱼虾而痛苦不堪，然而在吃了紫叶草后，它神奇地恢复了正常。华佗由此推断紫叶草具有解毒功效。

后来，华佗将紫叶草制成药丸，用于治疗各种疾病，并发现了它的其他药用价值。人们服用后感觉舒适自在，因此后人将这种草药命名为"紫舒"，后来经过衍变，成了我们现在所说的"紫苏"。

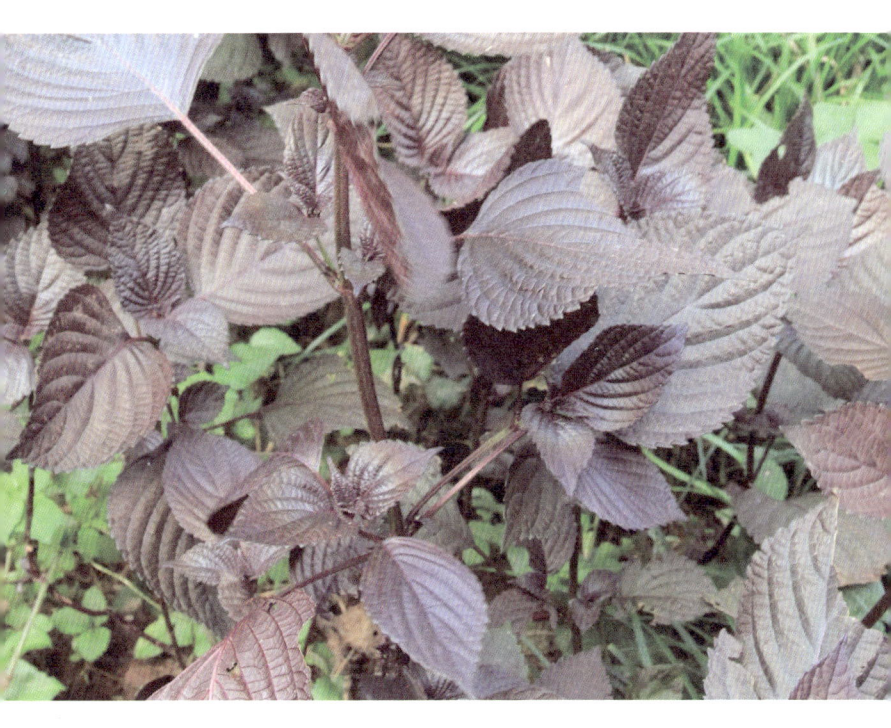

药用价值

紫苏的茎、叶、果实均可入药，分别称为紫苏梗、紫苏叶、紫苏子。

紫苏梗

性味：性温，味辛。

归经：归肺、脾经。

功能主治：理气宽中、止痛、安胎。用于治疗胸膈痞闷、胃脘疼痛、嗳气呕吐、胎动不安。

紫苏叶

性味：性温，味辛。

归经：归肺、脾经。

功能主治：解表散寒、行气和胃。用于治疗风寒感冒、咳嗽流涕、妊娠呕吐、鱼蟹中毒。

紫苏子

性味：性温，味辛。

归经：归肺经。

功能主治：降气化痰、止咳平喘、润肠通便。用于治疗痰壅气逆、咳嗽气喘、肠燥便秘。

紫苏子与陈皮（去白）、肉桂（去粗皮）、人参（去芦）、高良姜（炒）配伍，谓之紫苏子圆，可用于治疗一切气逆、胸膈噎闷、心腹刺痛、胁肋胀满、饮食不消、呕逆欲吐、咳嗽痞满，或上气奔急、不得安卧。目前销售的含有紫苏的中成药有苏黄止咳胶囊、紫苏软胶囊等。

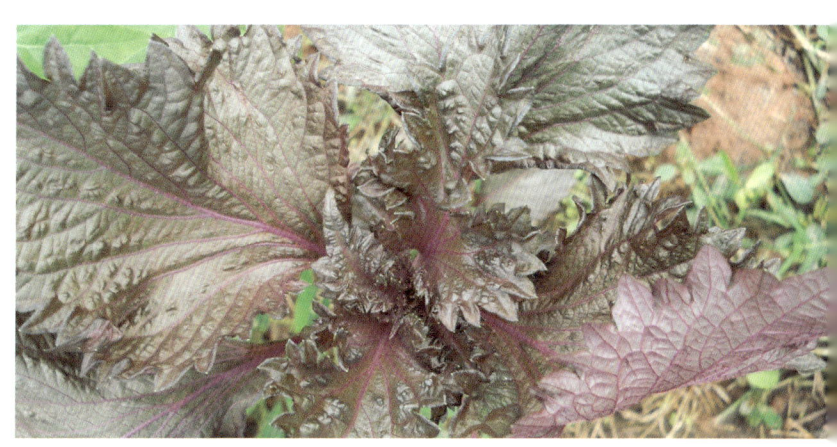

千里光

菊科千里光的全草，别名九里明、九里光、黄花母、九龙光、九岭光。花瓣呈长椭圆形，黄色，有柔毛。多生于山坡、疏林下、林边、路旁、沟边草丛中。在我国主要产于陕西、四川、云南、贵州等地。

民间有这么一句俗语："家有千里光，一世不生疮。"什么是千里光，它的名字为何如此特别呢？

相传古代有一户苗族人家住在深山里，家里有一对可爱的双胞胎女儿，但是两个女儿从小视力都不太好，看不到远处的东西，而且还经常流眼泪。为此，这户人家四处求医，八方访药，但总是无果。直到这对女娃九岁生日那天，有位采药路过的百岁老人刚好在附近做客，听说这件事后十分关心这对女娃的眼睛问题。

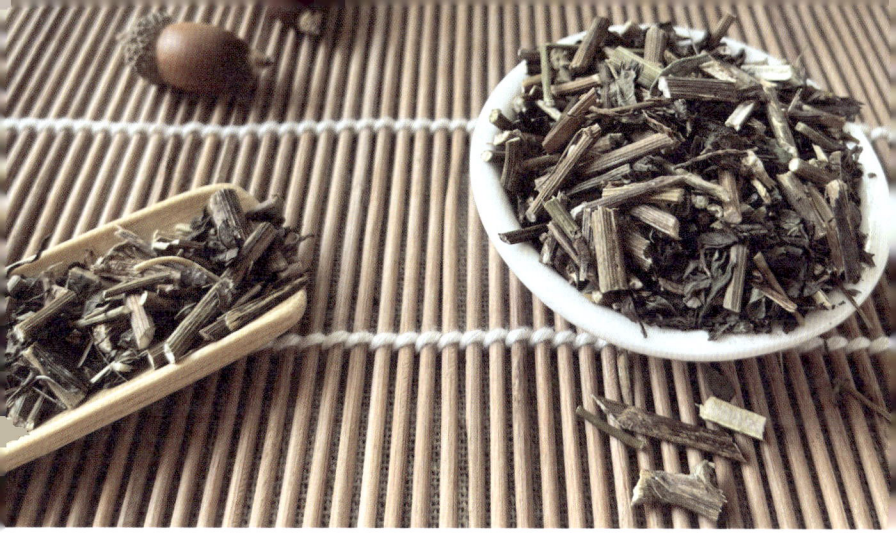

　　老人采来一种不起眼的黄色小花，煮成一锅汤水，用热气给两女娃熏眼睛。连续熏了一段时间后，她们的眼睛渐渐明亮起来。后来，老人家陪同她们爬上高高的山顶，让孩子放眼四望。两个女娃发现不但可以看清周围的山水，甚至还能看到千里之外。一传十，十传百，这种小花就被人们叫作"千里光"了。

　　据老一辈人说，有那么一段时间，患皮肤感染性疾病的人特别多，特别是小孩子，生疔疮、皮炎的很多。一痒就不停地挠，很多人的身体都被抓得伤痕累累。有一名大夫就用千里光洗净煎汤给患者内服，同时多煎些汤水，放在澡盆里，让他们泡澡。慢慢地，这些患者身上的疮好转起来，皮疹也消退下去，皮肤也恢复了光滑平整。人们口口相传，就出现了之前的这句俗语："家有千里光，一世不生疮。"

药用价值

性味：性寒，味苦。

归经：归肺、肝经。

功能主治：清热解毒、明目退翳、杀虫止痒。主治痈肿疮毒、感冒发热、目赤肿痛、泄泻痢疾、皮肤湿疹。常与金银花、白及、龙胆草、黄芩等多种中药配伍，用于治疗皮肤疾病、烧烫伤等。也有制成片剂、胶囊剂等剂型的中成药，如千里光胶囊、千里光片等。

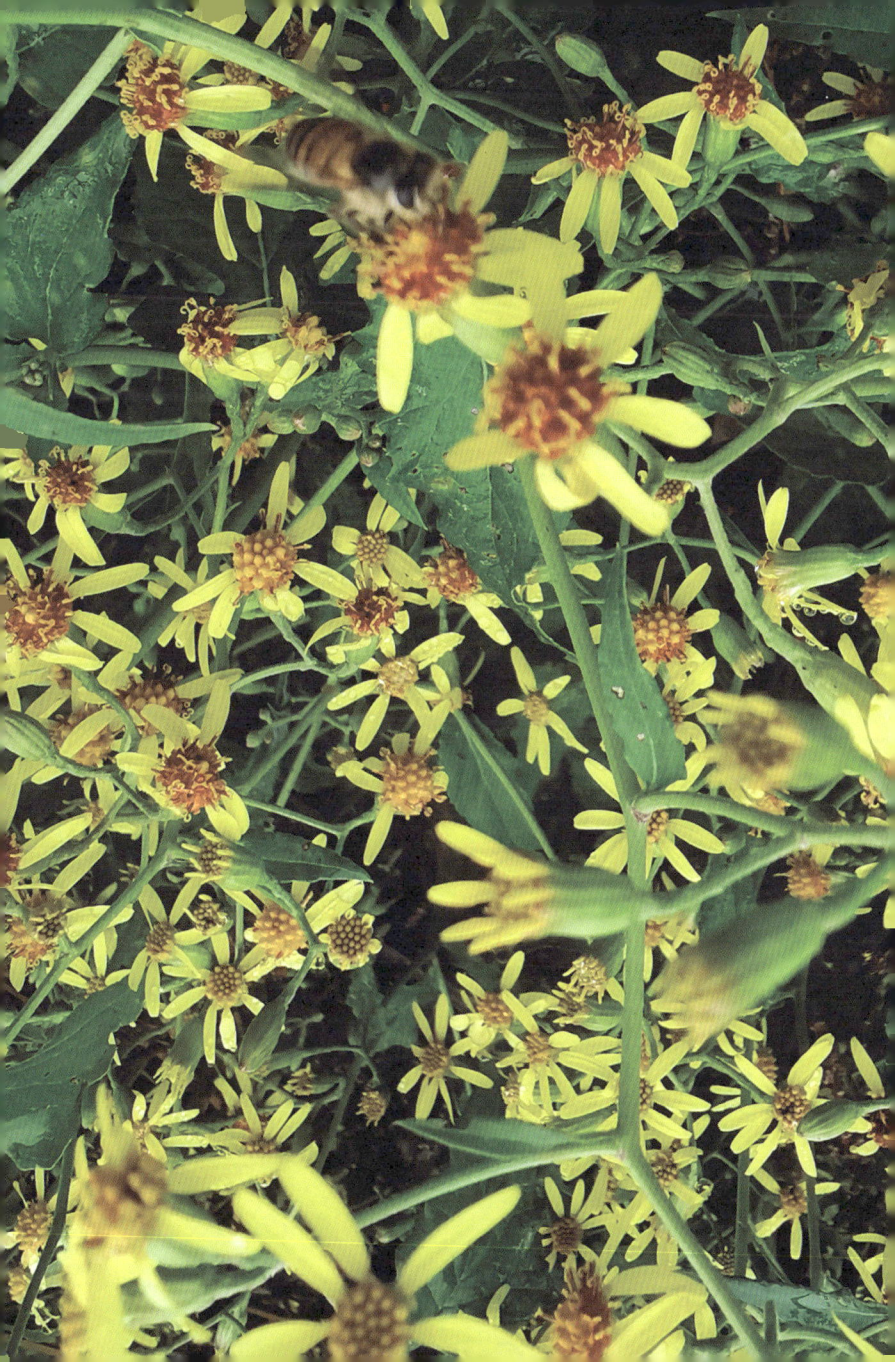

淫羊藿

小檗科植物淫羊藿、箭叶淫羊藿、柔毛淫羊藿或朝鲜淫羊藿的干燥叶。夏、秋季茎叶茂盛时采收，晒干或阴干。

相传南北朝时期，有一位常年在山上放羊的老羊倌。他每天与羊群为伴，细心观察它们的习性，因此他的羊不仅长得健壮，而且繁殖能力也很强。一天，羊倌在崎岖的山路上行走时，不慎滑倒，摔伤了腿。他痛苦地躺在地上，无法动弹，只能眼睁睁地看着羊群四散而去。

就在羊倌无助之际，进山采药的医药大家陶弘景恰巧路过。他看见羊倌倒在地上，立刻上前询问情况，并拿出自己的草药为羊倌治疗。经过一番处理，羊倌的伤势得到缓解，他感激地看着陶弘景，连连道谢。

陶弘景不仅医术高超，还非常和善。他见羊倌行动不便，便主动提出背他下山，并送他回家。在回家的路上，两人聊起了天。羊倌告诉陶弘景，他平时通过观察发现了一种特别的草，叶子是青色的，茎有一二尺（一尺约等于33厘米）高，公羊吃了这种草之后，会变得异常兴奋，与母羊交配的时间和次数都明显增多，提高了小羊的出生率。因此，羊倌猜测这种草可能具有某种药性。

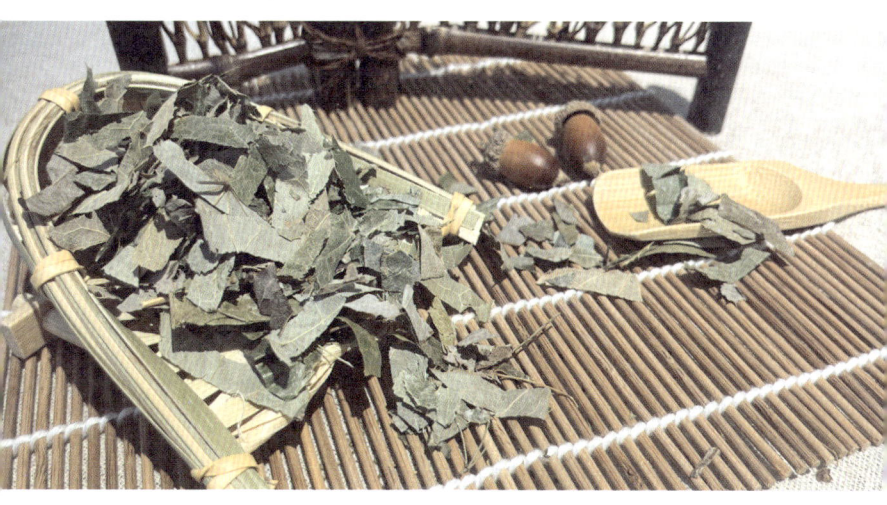

陶弘景闻言立即产生浓厚兴趣。身为医术精湛的大夫，陶弘景日常工作便是为广大百姓解除病痛。近期，他正为一名婚后多年无子的患者诊治。说来也怪，这名患者经过一段时间的治疗，腰膝酸软疼痛、畏寒肢冷、神疲乏力的病情并未得到明显改善。陶弘景心想，或许这种草能对他的病情有所帮助。

　　于是，他请求羊倌改天带他去山上看看那种草。羊倌见陶弘景如此重视这种草，并打算亲自去考察，于是便答应了陶弘景的请求，并于伤势痊愈后带着他上了山。

　　两人一起采摘了一些怪草后，陶弘景便带着这些草离开了。不久后，陶弘景就用这种怪草治疗那位患者。令人惊喜的是，患者服用一段时间后，他的妻子竟然顺利怀孕了。陶弘景高兴不已，意识到这种草具有补肾阳的作用，对治疗一些相关疾病有很好的效果。

　　为了更深入了解这种草的药性，陶弘景决定亲自上山实地考察。他再次找到那位羊倌，并在他的带领下深入山林，观察这种草的生长环境和特性。经过一段时间的研究和实验，陶弘景终于确定了这种草的药用价值，并将其纳入自己的药方中。

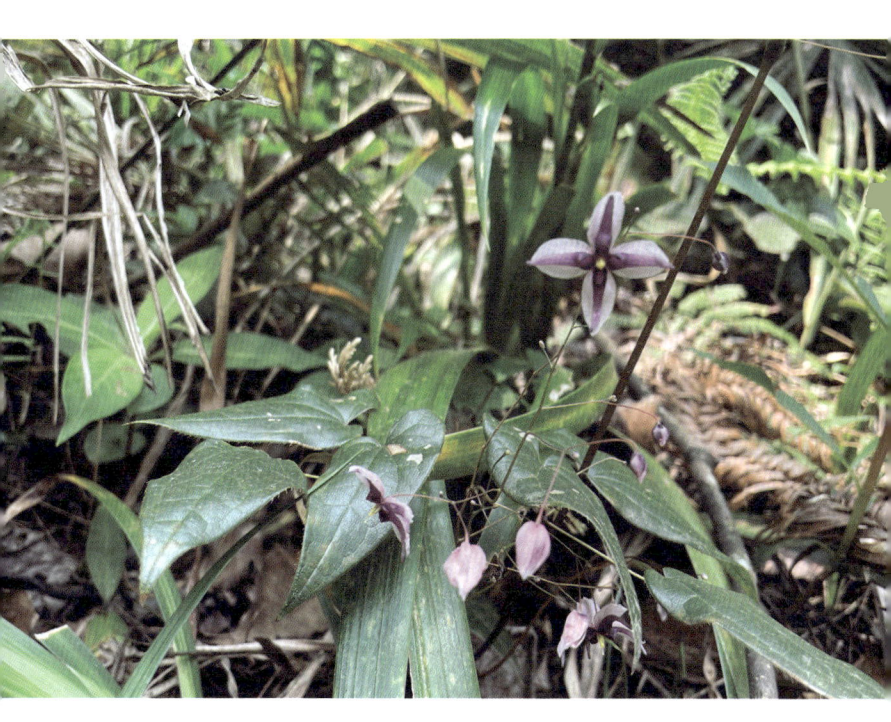

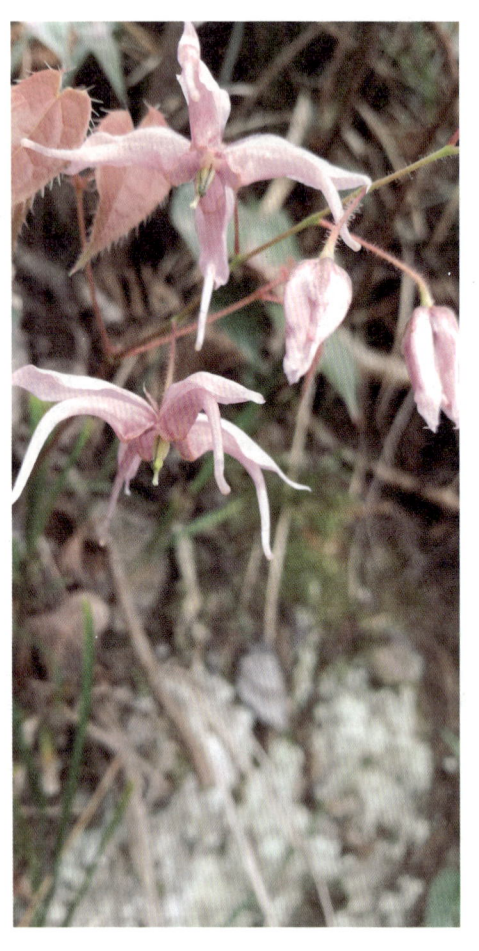

羊倌得知陶弘景用这种草治好了那位患者的病,心中十分感慨。他觉得自己只是偶然发现这种草的药性,而陶弘景才是真正的大医家,能够将这种草用于治疗疾病,造福百姓。于是,他主动向陶弘景表示了感谢,并将自己平时观察到的其他草药知识也分享给陶弘景。陶弘景非常感激羊倌的帮助和分享,他不仅免费治好了羊倌的腿伤,还免费为羊倌治疗了一些其他疾病。两人的友谊也因此更加深厚。

陶弘景经过多次实验，发现这种草确实有壮阳的神奇效果。由于该植物能够增加公羊与母羊的交配时间和次数并能提高小羊的出生率，因此被命名为"淫羊藿"。

药用价值

性味：性温、味辛，甘。

归经：归肝、肾经。

功能主治：补肾阳、强筋骨、祛风湿。用于治疗肾阳虚衰、阳痿遗精、筋骨痿软、风湿痹痛、麻木拘挛。常与威灵仙、川芎、桂心、苍耳子配伍，谓之仙灵脾散，用于治疗脚膝软弱、筋骨缓纵、不能行立。为了便于服用，常以此方为基础，再配合其他药物制成各种剂型的中成药，目前销售的有安神补脑液、益肾灵胶囊等。

 枇杷

> 又名芦橘、金丸、芦枝，属于蔷薇科枇杷属植物，在我国主要分布在福建、四川、浙江、广东、河南等地。

相传在很久以前，某个小村庄有个小伙子，叫阿祥，自幼丧父，与母亲相依为命。阿祥从小就十分懂事孝顺。不幸的是，有一年母亲突然患了哮喘，经常感觉胸闷、气急，尤其是在夜间反复咳嗽，夜不能寐，花光家里的积蓄也不见好转。

阿祥只好晚上照顾母亲，白天去山里打猎补贴家用，结果因为没有休息好，在打猎时竟然不小心跌到一个山坳里。幸运的是，山坳中间刚好有棵大树把他给挂住了。大难不死的阿祥抬头居然看到，树上长满了一颗颗金黄色的果子。

阿祥又累又渴，干脆爬到树上摘几颗尝尝，发现果子酸甜

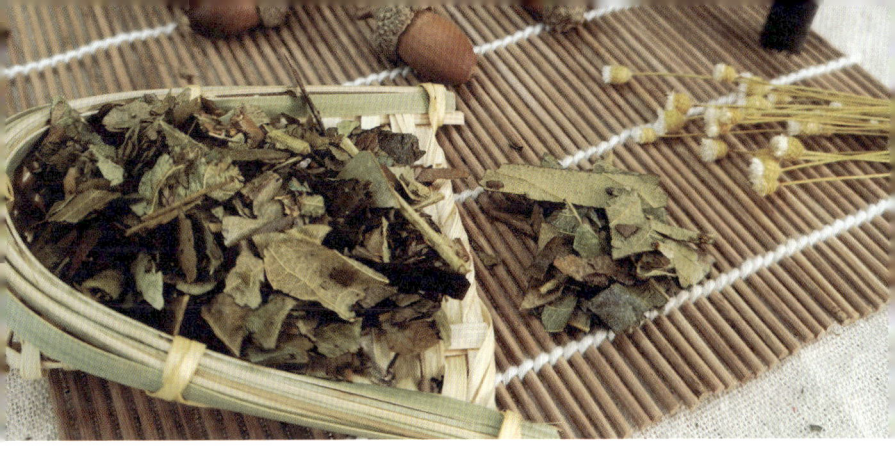

可口。孝顺的阿祥想到母亲自病以来整日喝药，嘴里发苦，当即折了几枝给母亲带回去。没想到母亲吃了果子病情竟然好转，几天后再也不咳嗽了。

大家都说是阿祥的孝心感动了上天，特意让他碰到这种神奇的果子，而这种果可以治疗咳嗽的传闻也随着阿祥的孝顺事迹慢慢传开。人们见这树的叶子长得像乐器琵琶，便把它称为"枇杷"了。

药用价值

性味：性凉、味甘，酸。

归经：入脾、肺，兼入肝经。

功能主治：润肺、止渴、下气。治肺痿、咳嗽、吐血、衄血、燥渴、呕逆。多用其叶入药，常用的去痰止咳类的非处方药川贝枇杷膏中的枇杷，就是指枇杷叶，适用于风热咳嗽，表现为咳嗽、咯痰不爽、痰黏稠或稠黄，常伴有鼻流黄涕、口渴、头痛、恶风、身热。

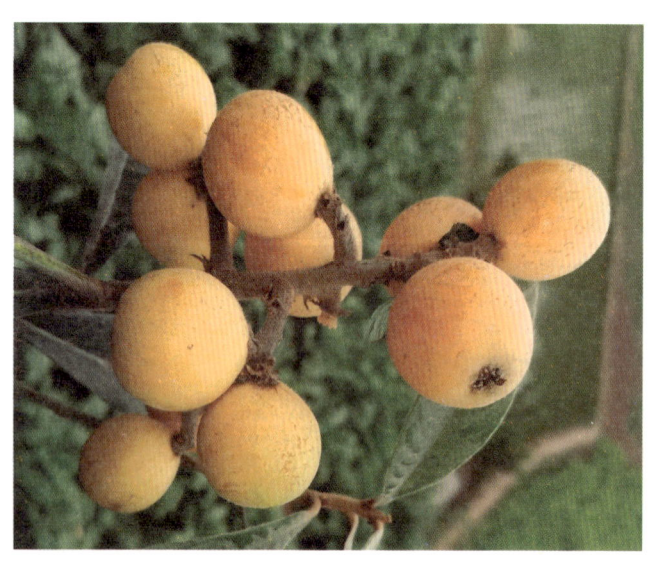

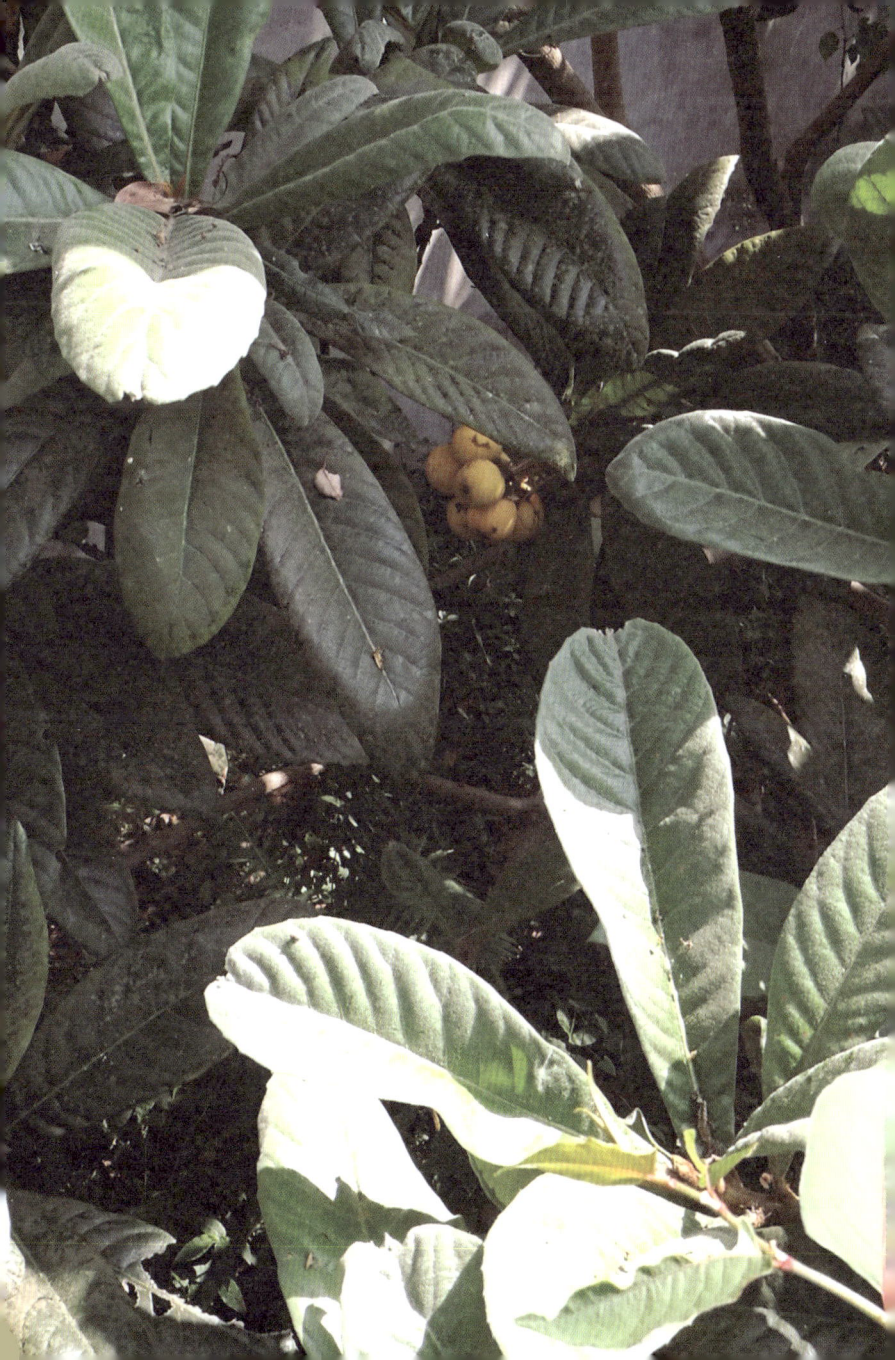

石斛

兰科植物金钗石斛、霍山石斛、鼓槌石斛或流苏石斛的栽培品及其同属植物近似种的新鲜或干燥茎。全年均可采收，鲜用者除去根和泥沙；干用者采收后，除去杂质，用开水略烫或烘软，再边搓边烘晒，至叶鞘搓净，干燥。

相传在秦始皇身边的一位炼制丹药的方士，一日梦见大海之中有一座仙雾缭绕、长满奇花异草的仙山，山上有一朵奇特而美丽的花朵，并且在其上面写着"紫楹仙姝"四个字。方士看傻了眼，想伸手去摘那棵仙草，伸手时却被从天而降的蛟龙怒斥："大胆狂徒，此乃天下第一至阴至纯之物，食之可起死回生，长生不老，岂是尔等福薄之辈可享之物？"

方士顿时被吓得魂飞魄散，转身便拔腿狂奔，却一不小心

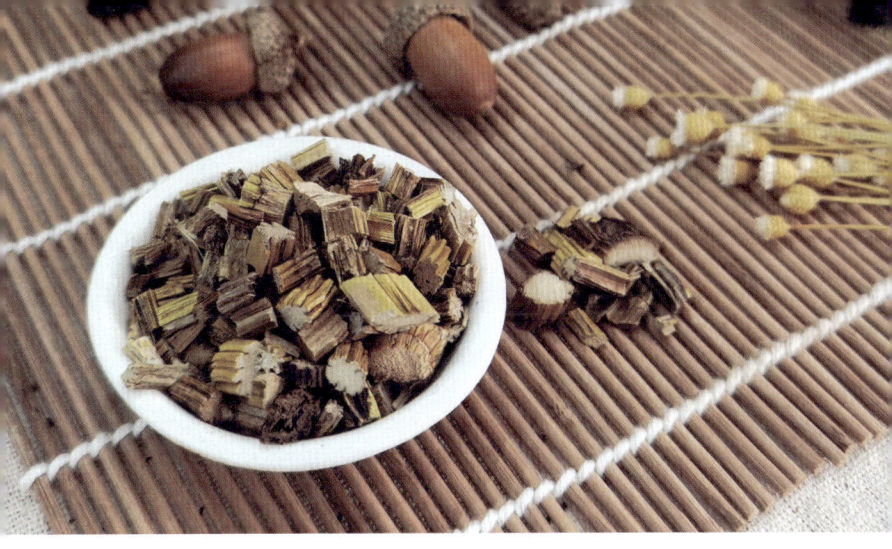

跌入万丈深渊，霎时惊醒，全身虚汗淋漓。此后一连数日方士都茶饭不思。有一天，他终于鼓足勇气，把梦中情形告知秦始皇，自称愿去梦中仙山，为皇帝求得长生不老之仙草。

秦始皇得知方士的奇梦之后心中大悦，立即颁旨令方士带三千将士前去寻找那梦中的"紫楹仙姝"。经过数十年的艰辛寻找，走遍大江南北，方士终于在一处沟壑纵横、古树巨藤互相缠绕并且终日云雾缭绕的悬崖峭壁上找到了梦中仙草。随即，方士让随行的将士们试用，没想到服用后将士们竟真的个个容光焕发、精神抖擞，祛除了奔波数年的疲劳。因此，方士带领三千将士将仙草带回长安，并以此药草炼丹献给秦始皇。

后经考证，方士梦中所见的"紫楹仙姝"就是后世的滋阴极品——金钗石斛。"紫楹仙姝"就是"滋阴仙草"之意，而那片长满奇花异草、原始古朴的植物王国就是具有神秘色彩的赤水地域（今贵州省西北部）。

从此以后，金钗石斛"长寿仙草"之名盛传。

药用价值

性味：性微寒，味甘。

归经：归胃、肾经。

功能主治：益胃生津、滋阴清热。用于治疗热病津伤、口干烦渴、胃阴不足、食少干呕、病后虚热不退、阴虚火旺、骨蒸劳热、目暗不明、筋骨痿软。常与地黄、枸杞等多种中药配伍，谓之石斛地黄丸，可用于治疗肾虚、阳痿、遗精等症状。为了便于服用，中医常以此药为基础，再配合其他药物制成各种剂型的中成药。目前销售的含有石斛的中成药有石斛地黄丸口服液、石斛地黄丸颗粒、石斛地黄丸胶囊等。

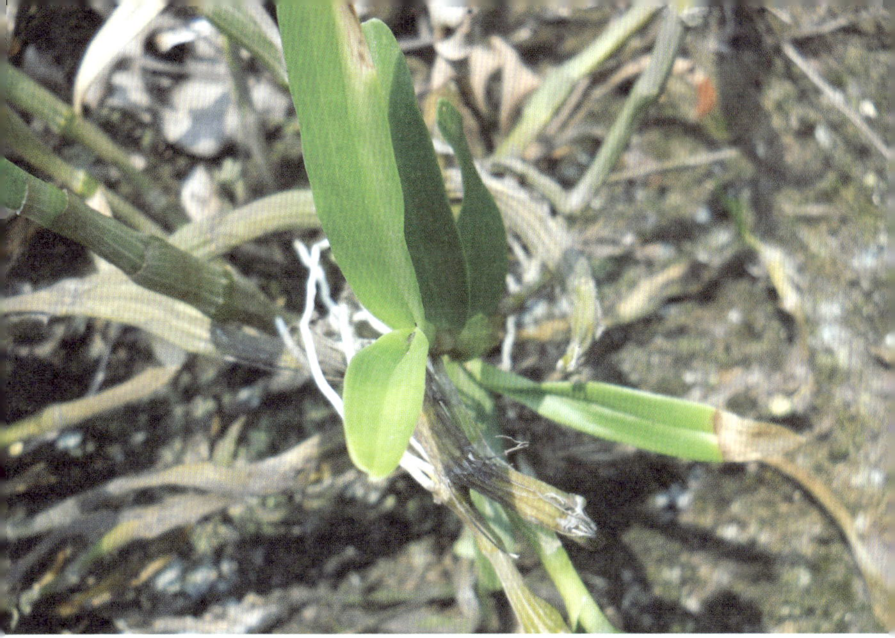

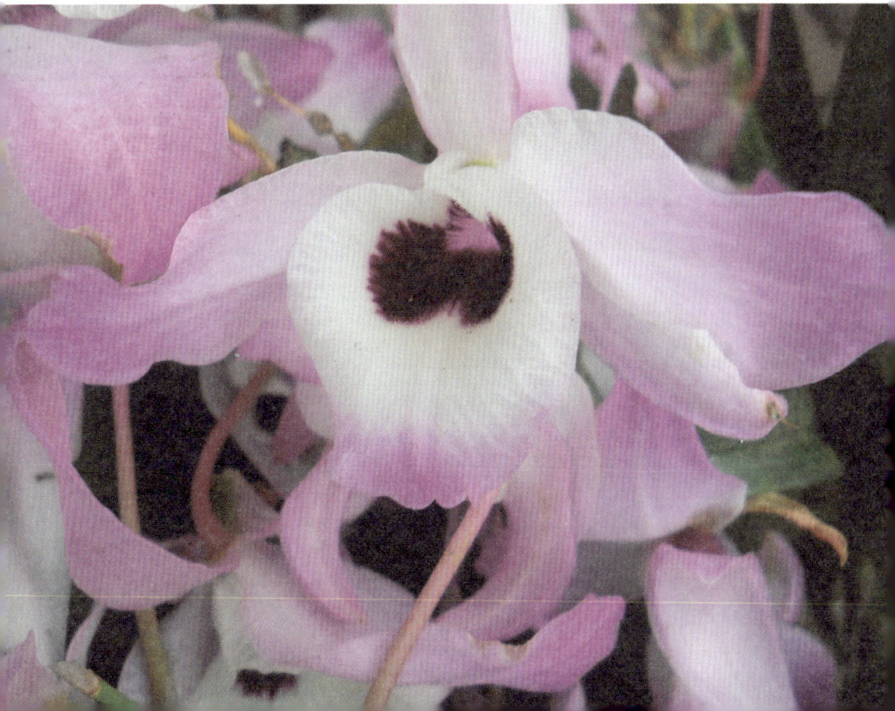

夏枯草

唇形科夏枯草属的干燥果穗。呈棒状，略扁，淡棕色至棕红色。全穗由数轮宿萼与苞片组成，先端尖尾状，脉纹明显，外表面有白毛。夏季果穗呈棕红色时采收，除去杂质，晒干。

相传古代有个秀才的母亲患了瘰疬，脖子肿得很粗还流脓。一个郎中对秀才说："山上有种紫色花穗的草药，可以治好这病，待我去采来为你母亲医治。"郎中上山采药，将剪下的花穗煎药后喂给秀才的母亲，秀才母亲的病果真逐渐转好。秀才和母亲都非常感激郎中，便邀请他住在家中。之后郎中就白天出去采药，卖药，夜晚就宿在秀才家中。秀才经常和郎中一起聊天，因此慢慢对医道产生了兴趣。就这样过了一年，正值夏天，郎中要离开，临走时带着秀才到山上认识草药。他指着一种开紫花、长圆叶子的草药告诉秀才："这就是治瘰疬的药，但是这草药过了夏天就没了。"

两个多月后，县官的母亲也得了瘰疬，四处张榜求医。秀才听说这件事后立刻揭榜去见县官，说他有药可以治瘰疬。于是，县官派人跟着秀才进山采药，但怎么都找不到开紫花、长圆叶的草药。县官大怒，指责秀才是骗子并打了他五十大板。

转眼又到了第二年夏天，郎中途经秀才家，秀才非常气愤

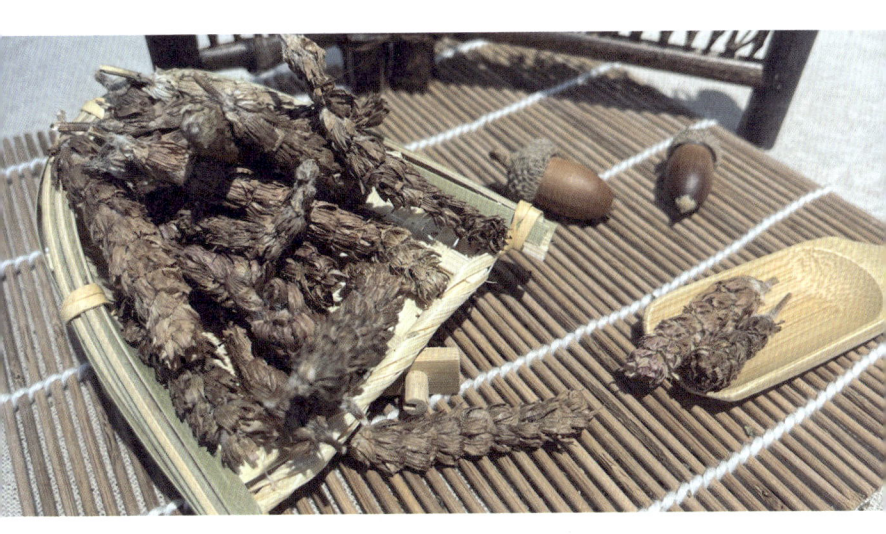

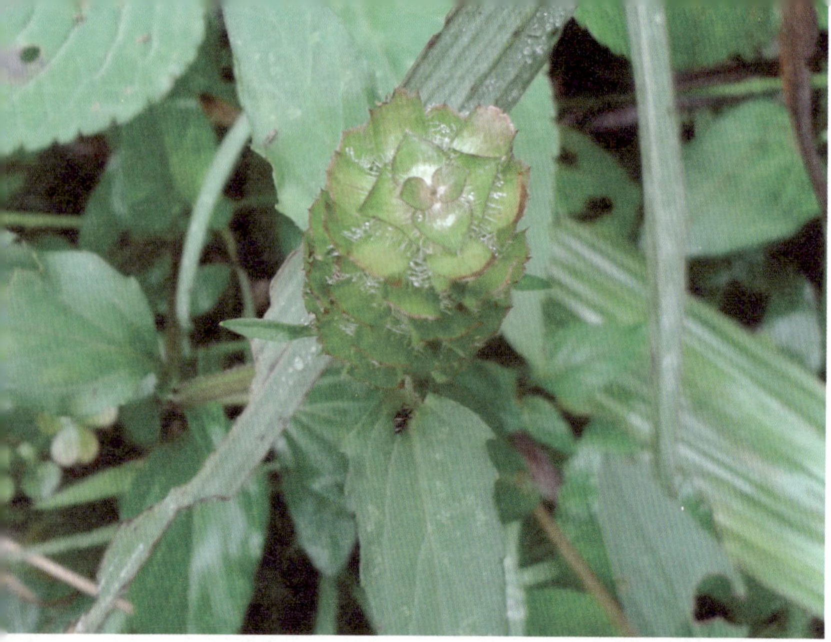

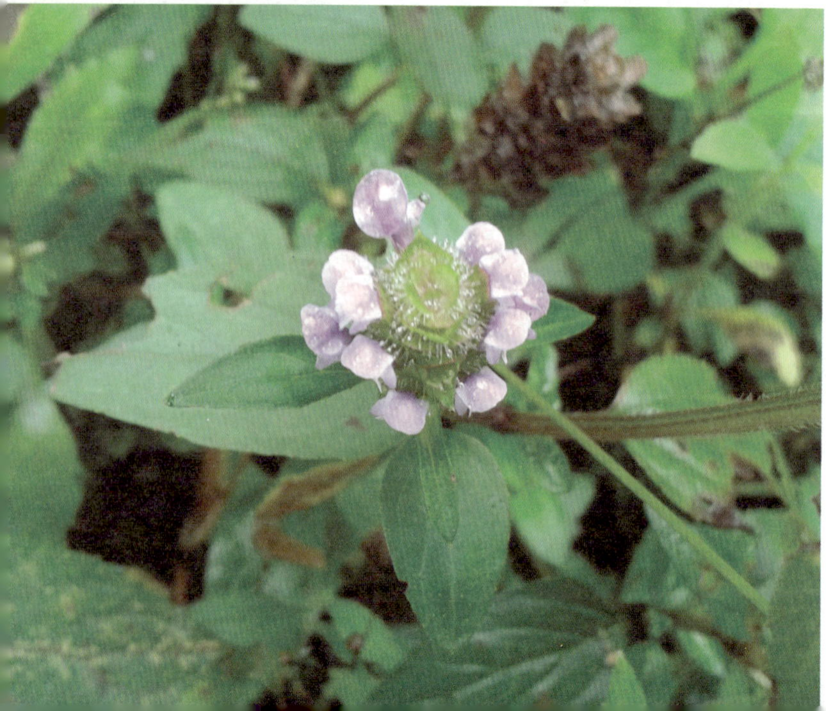

地埋怨郎中。郎中不解，秀才将事情的经过告知郎中。郎中得知事情原委后便带秀才再次上山，并对秀才解释道："我不是早就告诉过你，这草药一过夏天就会枯死，要按时采摘。"秀才这才猛然记起郎中离开前交代的话，只能怪自己粗心，白挨了顿板子。为了记住这件事，秀才就把这种草药称为"夏枯草"。

药用价值

性味：性寒，味辛、苦。

归经：归肝、胆经。

功能主治：清肝泻火、明目、散结消肿。常与当归、白芍一起用于治疗肝郁血虚导致的各种症候，与昆布、海藻一起治疗肝火痰结所致之瘰疬。目前销售的含有夏枯草的中成药有夏桑菊颗粒、夏枯草胶囊、夏枯草口服液、乳癖散结胶囊等。

金钱草

报春花科植物过路黄的干燥全草。叶对生，卵圆形、近圆形或肾圆形。夏、秋二季采收，除去杂质，晒干。

相传东汉时有一对恩爱夫妻。一日，丈夫在干活儿时，忽感肋下剧痛，站立不稳，摔下台阶撞到头，很快就去世了。农妇悲痛万分，不明白平日里身强力壮的丈夫为何会突然去世，

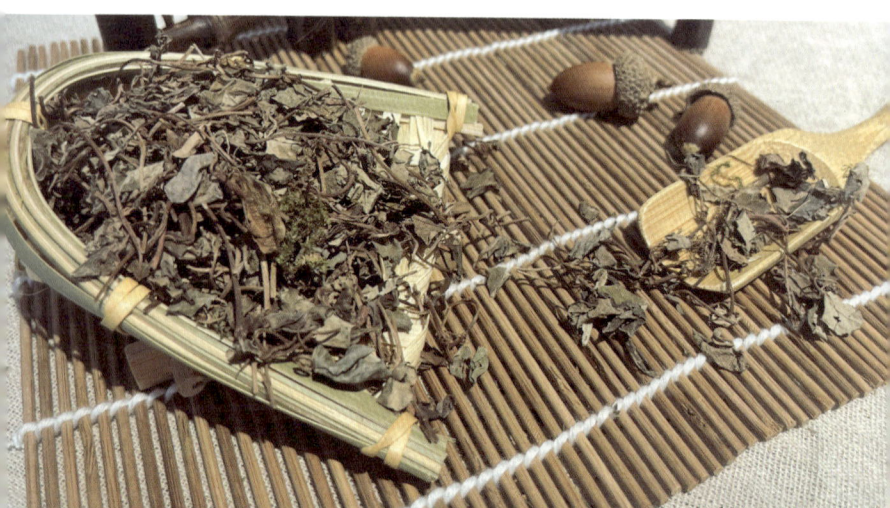

找到神医华佗请求道："我家夫君死得不明不白，请您无论用什么方法，一定查明他的死因，否则我心中无法安宁。"

华佗仔细了解情况后，向农妇提出解剖其夫尸体的建议，以了解发病原因。起初农妇不肯，华佗说："只有解剖才能了解病因，避免你的家人再患此病。"农妇被说动了，让华佗为丈夫做了尸体解剖，结果发现其胆内有一块大如鸽卵的石头。原来丈夫生前患了结石病，发病时过于疼痛而站立不稳，才撞到头而去世。男子死因真相大白，农妇把石头紧紧地捧着手里，痛哭不已。

农妇因思念丈夫心切，将石头用一个小布袋装好系于腰间，日夜佩戴从不解下。丈夫死后，为了生计，农妇每天辛勤劳作，田间耕种、上山砍柴割草。一天回家后，她拿出石头一看，惊讶地发现，石头竟然变小了许多，农妇百思不得其解。又过了一段时间，发现石头又变小了。

这事传到华佗耳中，他来到农妇家，详细询问农妇每天的生活活动情况后，突然意识到，很可能是农妇在山上砍柴或割草时，接触到了某种能化石头的草药。想到这，华佗便和农妇

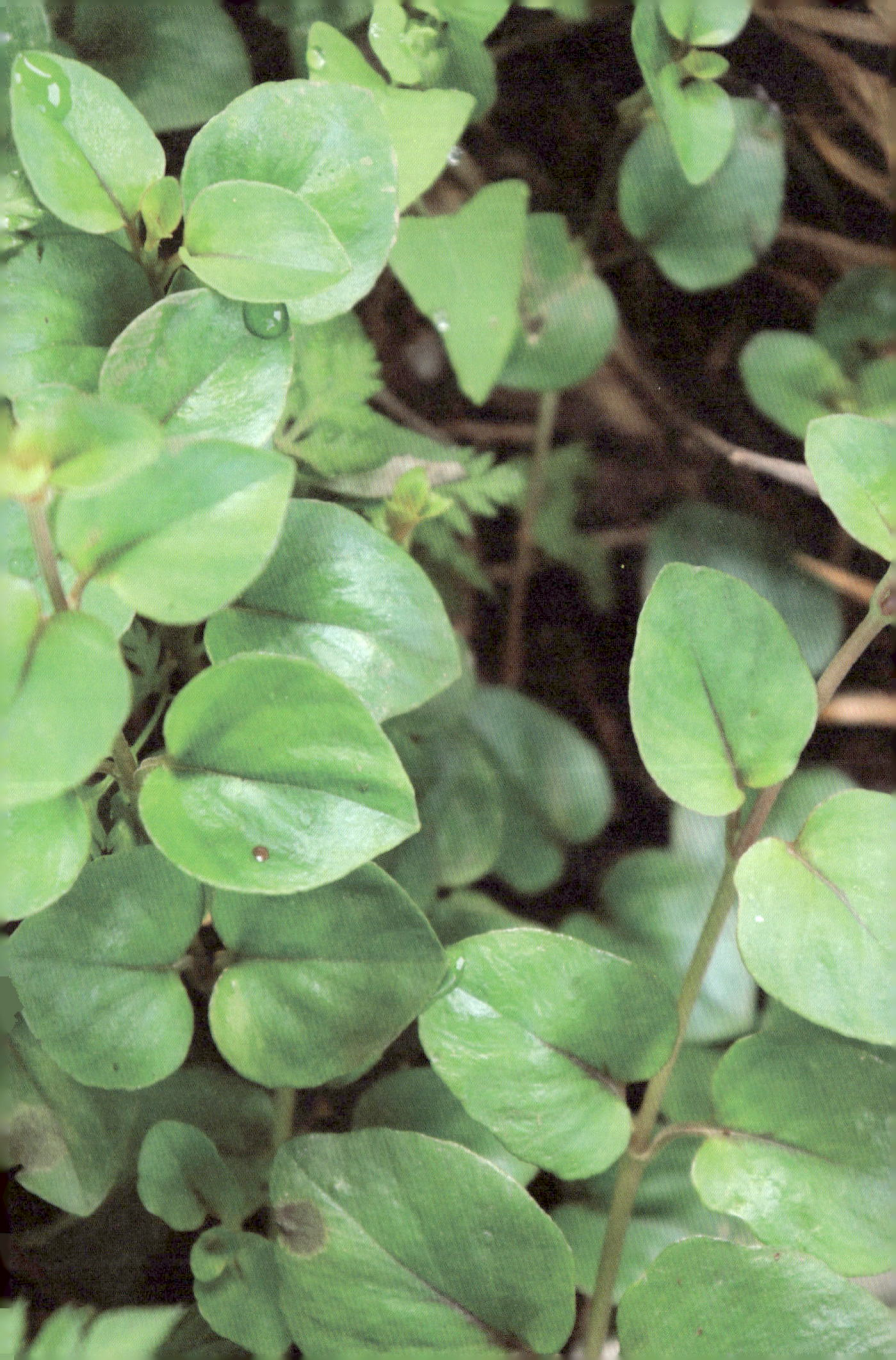

一起上山，收集各种她割下的草，并分类包裹石头。果然有一种草包了石头后，石头会渐渐缩小。华佗由此得到启发，以后就用这种草来治疗结石病。由于这种草叶近圆形，如旧时的铜钱币，故得名"金钱草"。

药用价值

性味：性微寒，味甘、咸。

归经：归肝、胆、肾、膀胱经。

功能主治：清热解毒、利尿排石。可治胆囊炎、黄疸型肝炎、泌尿系统结石、肝胆结石。有良好的利湿退黄及排石通淋作用，可用该品煎汤代茶饮，或配伍茵陈、郁金、大黄等以增强功效。为便于服用，常配合其他药物制成各种剂型的中成药，目前销售的有胆宁片、利肝片等。

鱼腥草

别名蕺菜、折耳根、猪鼻孔、臭猪巢等，三白草科植物蕺菜的地上干燥部分。夏季茎叶茂盛、花穗多时采割，除去杂质，晒干。

相传，宋朝年间的一个夏天，一个村子突降大雨，河水猛涨，泥沙淤塞，冲毁了房屋，淹没了农田，弄得村民们流离失所，无家可归。雨停水退后，村民乃至牲畜大多患上了同一种病，整天腹泻。由于当时医疗条件很差，没有人知道这是什么病，一时间，闹得人心惶惶。

就在这紧要关头，有一个张姓后生手持一把野草，对村子里的人说："这种带鱼腥味的野草应该可以治这种病，大家不妨试试看吧。"

村民们半信半疑，都不愿意主动尝试。只有几个胆大的村民，悄悄商量着，反正也是等死，不如死马当作活马医。于是，他们几个就拖着病躯，上山下地去挖这种野草，吃下后果然病情见好。消息很快传遍了整个村子，所有染病的人吃了这野草，都好了。

后来，姓张的后生告诉大家，他家常用房前屋后的鱼腥味野草喂猪，左邻右舍的猪都病了，唯独他家的猪没有发病。他对草药也略知一二，他想：难道是吃了鱼腥味野草的缘故？难道它能清热解毒、通淋利尿？于是，这次全家人腹泻，试着吃

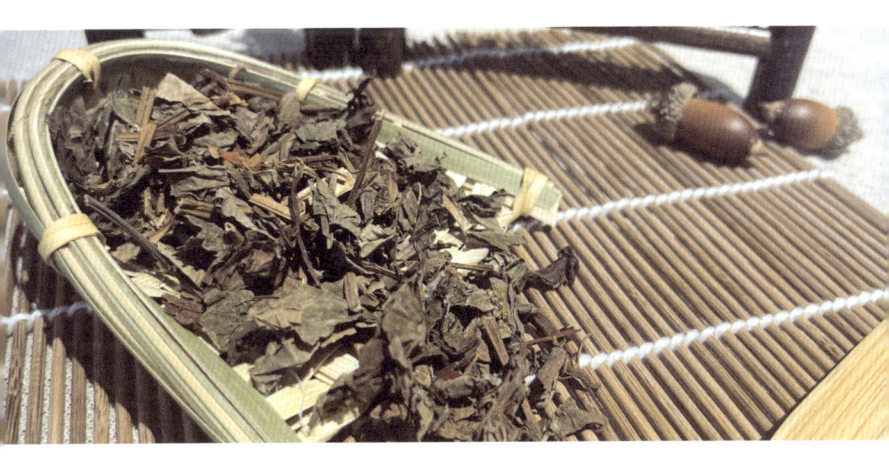

了这野草。果然不出三天，全家人的病情大为好转。

从此，当地村民对这野草珍爱有加，也知晓了它的药性，将其唤为"鱼腥草"。虽然它有股鱼腥味，可只要经过焯水加工处理，就能大大减少腥味。现在吃的方法也越来越讲究，或凉拌，或烹炒，或炖汤，既能满足人们的味蕾，又能清热解毒。

药用价值

性味：性寒凉，味辛。

归经：归肺经。

功能主治：清热解毒、消痈排脓、利尿通淋。用于治疗热毒、湿热、湿邪引起的痔疮、便血、湿热，可以抗病毒、抗菌，增强身体的免疫力，但不能长期食用。鱼腥草在中医处方中往往作为治疗肺病、泌尿系统疾病的主药。为便于服用，常制成各种剂型的中成药，目前销售的有复方鱼腥草片、鱼腥草素片、鱼腥草注射液、鱼金注射液、连花清瘟颗粒等。

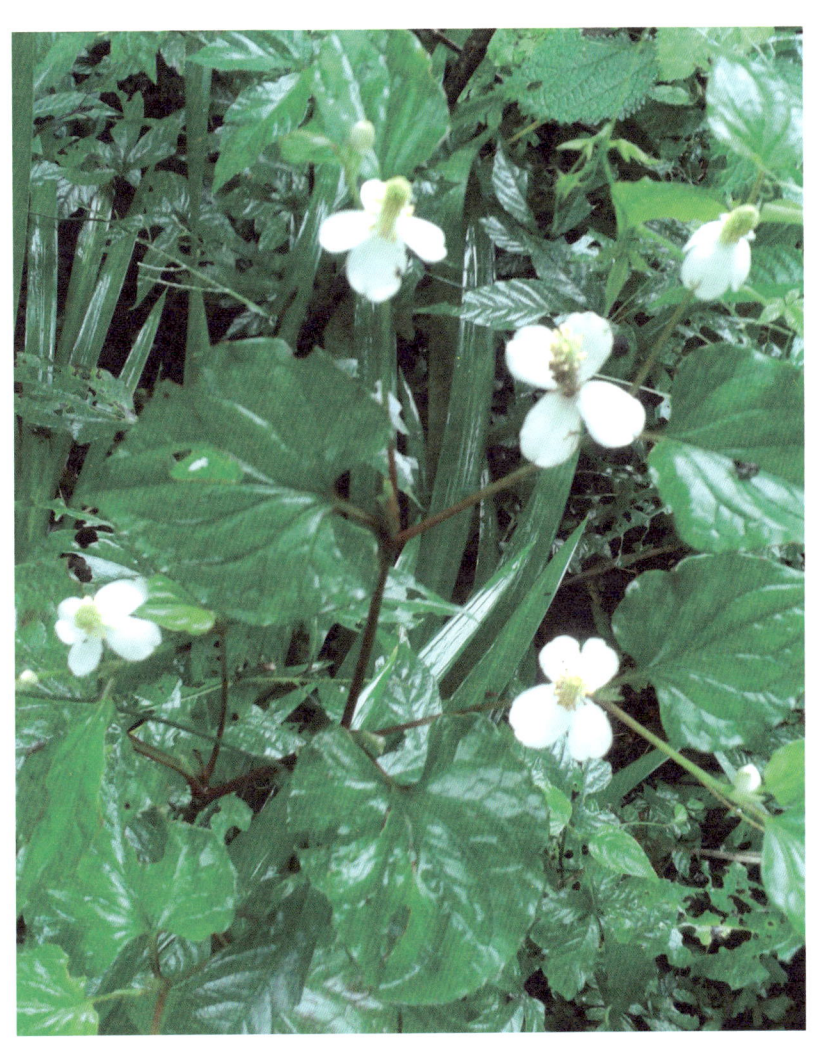

车前草

车前科植物车前或平车前的干燥或新鲜全草。叶片皱缩，叶全部根生，春夏秋季株身中央抽生穗状花序。

传说西汉时有一名将军，与匈奴作战时被围困在一处荒芜之地。当时正值酷暑，天气炎热少雨，士兵和战马水土不服，又饥渴交加，许多都出现了肚子胀痛、小便带血的症状。随军大夫诊断为尿血症，但由于找不到药，大夫也束手无策。这时，一名马夫发现，他负责的三匹军马不再尿血，精神也大为好转。他好奇地观察起这三匹马，发现马儿常常啃食附近地面上生长的牛耳形野草。马夫心想，难道马儿是因为吃了这种野草才好了的？于是，他拔了一些牛耳形野草，连续食用了几天，意外地发现，身体变舒畅，小便也正常不带血了。马夫立刻把这件事报告给了将军。将军大喜，立即号召将士采集这种野生的牛

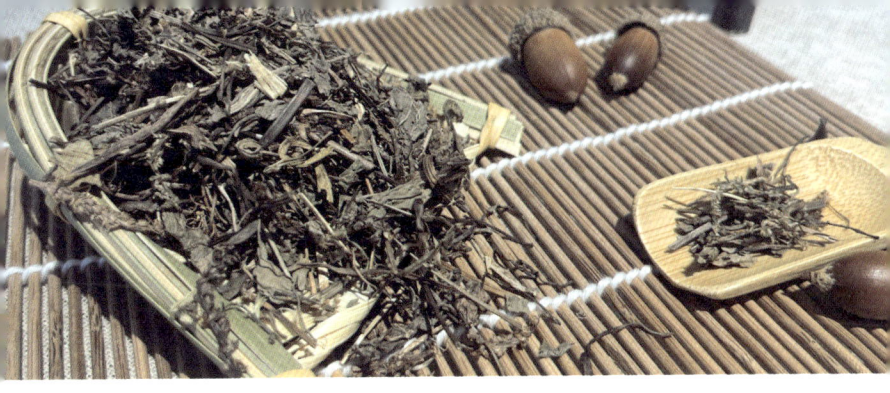

耳形野草食用。不出几天，士兵和战马全都治好了。

由于这草长在战车前面的荒地里，将军不由得感叹道："多亏了这车前草啊！"由此，这种无名的草就被称为车前草了。

药用价值

性味：性寒，味甘。

归经：归肝、肾、膀胱经。

功能主治：清热利尿，凉血解毒。用于治疗水肿尿少、热淋涩痛、暑湿泻痢、痰热咳嗽、痈肿疮毒等。对眼部水肿、面部水肿、泌尿系感染等都有疗效，尤其对小便不通和尿血有良好效果。可单用该品煎汤代茶饮，或配伍金钱草、茯苓、木通等以增强功效。为便于服用，常制成各种剂型的中成药，目前销售的有结石通片、尿石通丸、四季草颗粒等。

鸡矢藤

茜草科植物鸡矢藤的全草。藤本植物，茎长3～5米，通常光滑无毛，新鲜叶子有类似鸡屎味，但煮熟后清香味美。夏季采收全草，晒干。

相传南宋德祐年间，一商人为了避开战乱，带领全家前往南方投奔亲戚，行至湖南地区，被一伙山贼劫了财还杀人灭口。所幸，女仆莲姑拼命保护着小主人继业，辗转来到广东韶关，还遇到多年不见的同乡秋平大婶。于是，莲姑带着小主人在秋平家旁的一间破房里安顿下来，两人相依为命，生活十分困苦。

时值春末夏初，天气温湿，骤冷骤热，莲姑多年的风湿疼痛发作。小主人继业虽年幼，但也知道家庭破落，十分懂事，常给莲姑捏腿捶背，以解一时之痛。时间久了，两人就像母子一样相亲相敬。

有一天，当地一位财主做善事施舍穷人，在自家门前发放大米猪肉。莲姑刚好经过，带上继业一起去领取施舍。财主见继业是个小孩，就加倍赠予，两人感激不尽。继业自从家破人亡后，已很久没吃过肉了，加上莲姑一手好厨艺，于是，就敞开肚皮，大吃一顿。谁知第二天，继业就生病了，觉得肚子胀满难受。

隔壁秋平大婶知道了，笑着说："你们有好东西不与我分享，所以才会这样啊！"莲姑一想也是，自己落魄的时候，正是这位老乡搭救，才有安身之处。她一时间满脸通红，接不上

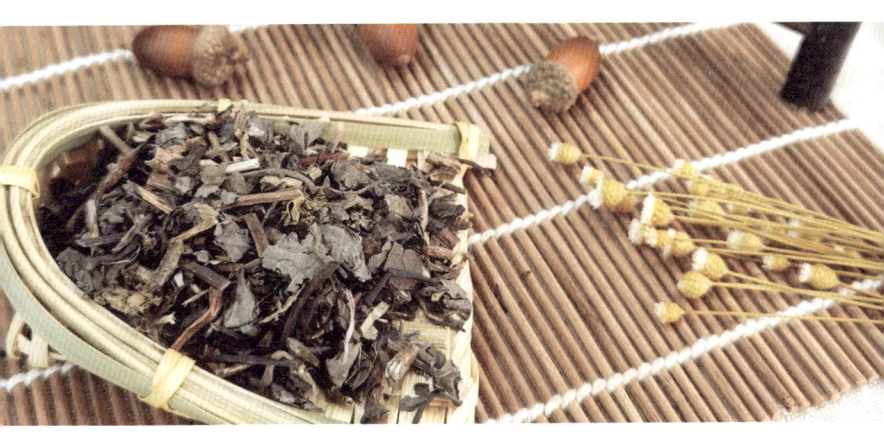

话来。秋平大婶说："我在这里学了一个土办法，可以治这孩子的病，不过，你们要请我吃半斗大米。"莲姑连声答应，拿出家里剩下的米交给秋平大婶。大婶二话不说，拿着大米转身就往自家走去。

继业积滞难受，赶紧也跟了上去。只见大婶先用水泡了一盘大米，再走到院子里，从墙边的攀藤植物上摘下一把叶子，用刀剁碎。继业拿起叶子一闻，马上就想吐。原来，这叶子的气味非常难闻，像鸡粪味一样。继业正觉得奇怪，大婶拿这叶子干吗？此时，莲姑也来了，拿起一片叶子闻了一下，确实难闻。就问秋平大婶："这是什么？"秋平笑道："这叫鸡屎藤，是不是很臭呢？"

秋平大婶用剁碎的叶子连同浸泡好的大米，一起放在石磨上磨成浆，用一盘子装起来。生火烧锅，放点水，再放入点粗糖。粗糖溶化后，把一半的浆倒进锅中，用木棒搅拌并烧开。然后马上把热浆倒回盘里，与另一半生浆均匀搅拌。最后，在锅中放入清水，把整盘浆架在水上蒸熟。工序虽然有点复杂，但秋平大婶心灵手巧，一盘香喷喷的"鸡屎藤糕"不一会儿就

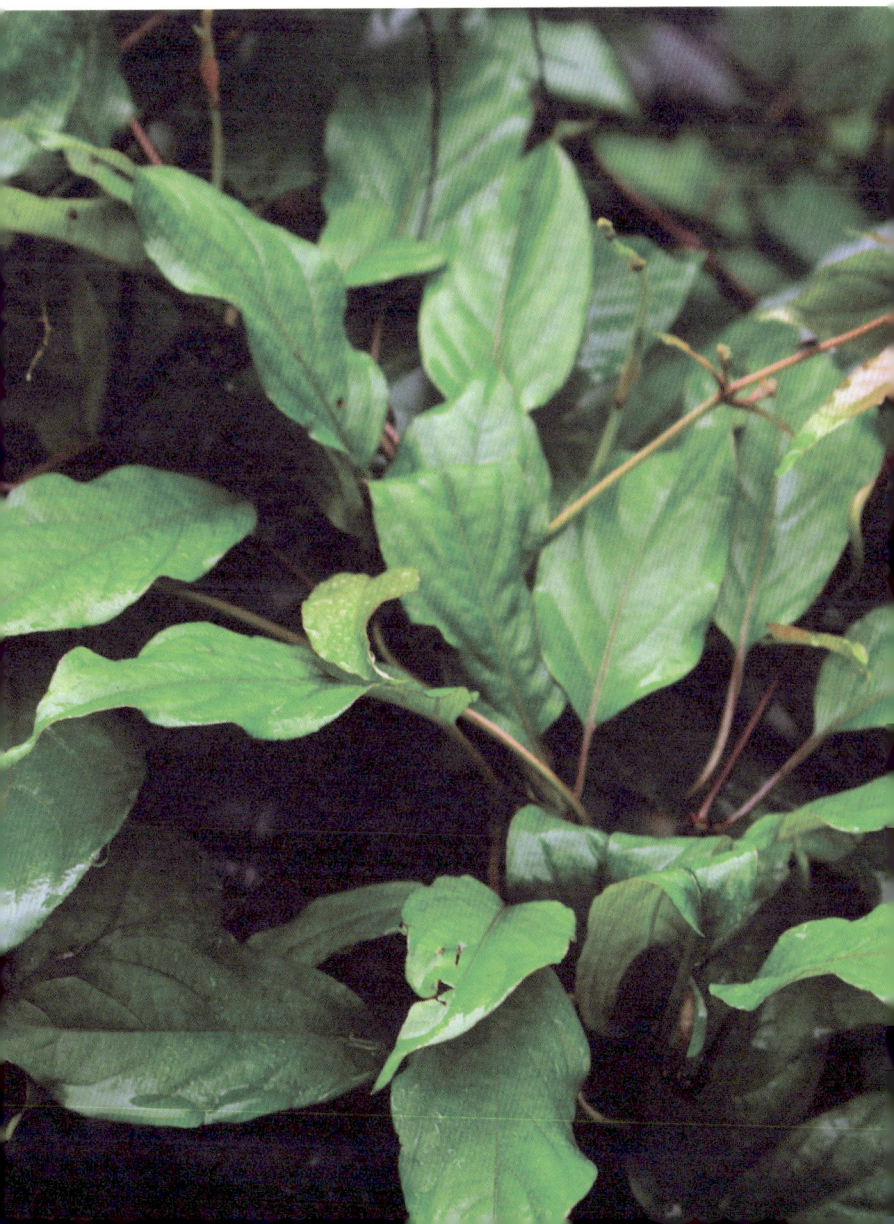

做好了。

继业毕竟还是小孩，米糕还没凉，已经迫不及待地闹着要尝一口。此时，莲姑也过来了，尝上一口，感觉甜甜的，难闻的臭味变成了一股特别的清香，十分好吃。当天晚饭，三个人就有说有笑地把整盘鸡屎藤糕吃完了。果然，第二天，继业的积滞消退了。说也奇怪，莲姑连日来的风湿疼痛也舒缓了许多。想来想去，应该也跟吃了这鸡屎藤糕有关。

又过了一段时间，莲姑再次告别秋平大婶，带着小主人继续南下寻访亲戚，但一直没有亲人的下落，最后就在一个小镇定居下来。

莲姑一个妇道人家，又带着小孩，正发愁该靠什么维生。一天，她无意中发现，路上田边到处都有鸡屎藤，干脆叫来继业帮忙，做起了"鸡屎藤糕"的小生意。每天早上莲姑都做上好几盘糕，挑起担子，在大街小巷叫卖。慢慢地，生意红火起来。后来，莲姑又做了"鸡屎藤粑仔""鸡屎藤糍"等等，这些后来都成为当地的特色小吃。

从那以后，这种闻起来臭吃起来香的鸡屎藤的神奇药效也就慢慢被世人所了解。为了说起来更文雅，人们又把"屎"换成"矢"，就成了现在的"鸡矢藤"。

药用价值

性味：性平，味甘、微苦。

归经：归心、肝、脾、肾经。

功能主治：祛风除湿、消食化积、解毒止痛。主治风湿疼痛、腹泻痢疾、无名肿毒、跌打损伤等。对治疗风湿和消化道疾病有良好效果，常配伍苍术等以增强功效。目前销售的中成药有复方夏天无片、肠舒止泻胶囊等。

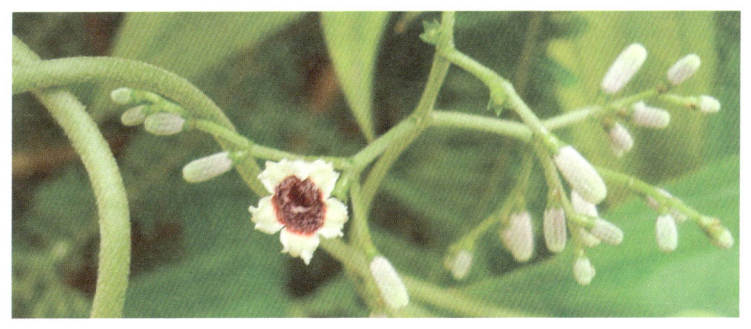

赶黄草

虎耳草科扯根菜属植物赶黄草的全草。别名扯根菜、山黄鳝、水杨柳，根茎圆柱状，弯曲，红褐或红紫色，叶呈披针形或狭披针形。秋后采，洗净晒干用或鲜用。

许多人都知道诸葛亮七擒孟获的故事，但少有人知道这个故事背后有一位大功臣。这位功臣不是文臣，也不是武将，而是一味草药。

传说诸葛亮率兵擒孟获，途经四川东南部的古蔺县，遭遇瘴气侵袭，许多将士吃不下饭，浑身瘫软无力，还恶心呕吐。随军大夫试过许多治疗方法和草药都没有效果。蜀军被这怪病困住，到底该如何是好？眼看着将士们因疾患所困，诸葛亮也束手无策，忧心忡忡。

一日，随军大夫从当地一位苗族郎中口中得知，古蔺当地

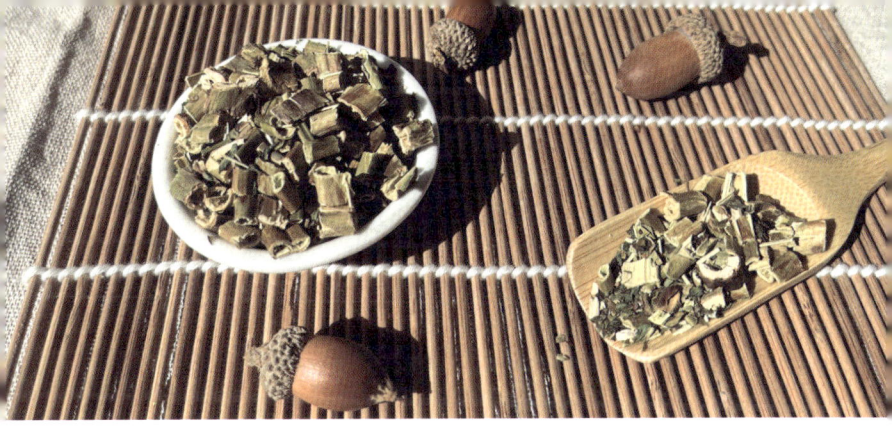

有一味药材可治此病。诸葛亮闻讯，让随军大夫按照郎中的指点，采集草药治病，结果效果极佳。诸葛亮不禁赞叹："各人口含一叶，瘴气自然不侵，真乃神仙草也。"

赶黄草属于古蔺道地药材，民间将它称为"神仙草"。神仙草除了避瘴气外，还有着显著的退黄化湿作用，故后来被称为"赶黄草"了。

药用价值

性味：性温，味甘。

归经：归肝、肾经。

功能主治：利水除湿，祛瘀止痛。用于治疗肝炎、脂肪肝、黄疸、水肿等。

有良好的减轻肝损伤、护肝的作用，可用于调理肝胆湿热引起的湿热泄泻、黄疸、口干口苦、腹水、水肿、带下增多，适用于各种类型的肝炎患者、胆囊炎患者以及脂肪肝患者。可单用该品煎汤代茶饮。为便于服用，常制成不同剂型的中成药，如肝苏片、肝苏丸等。

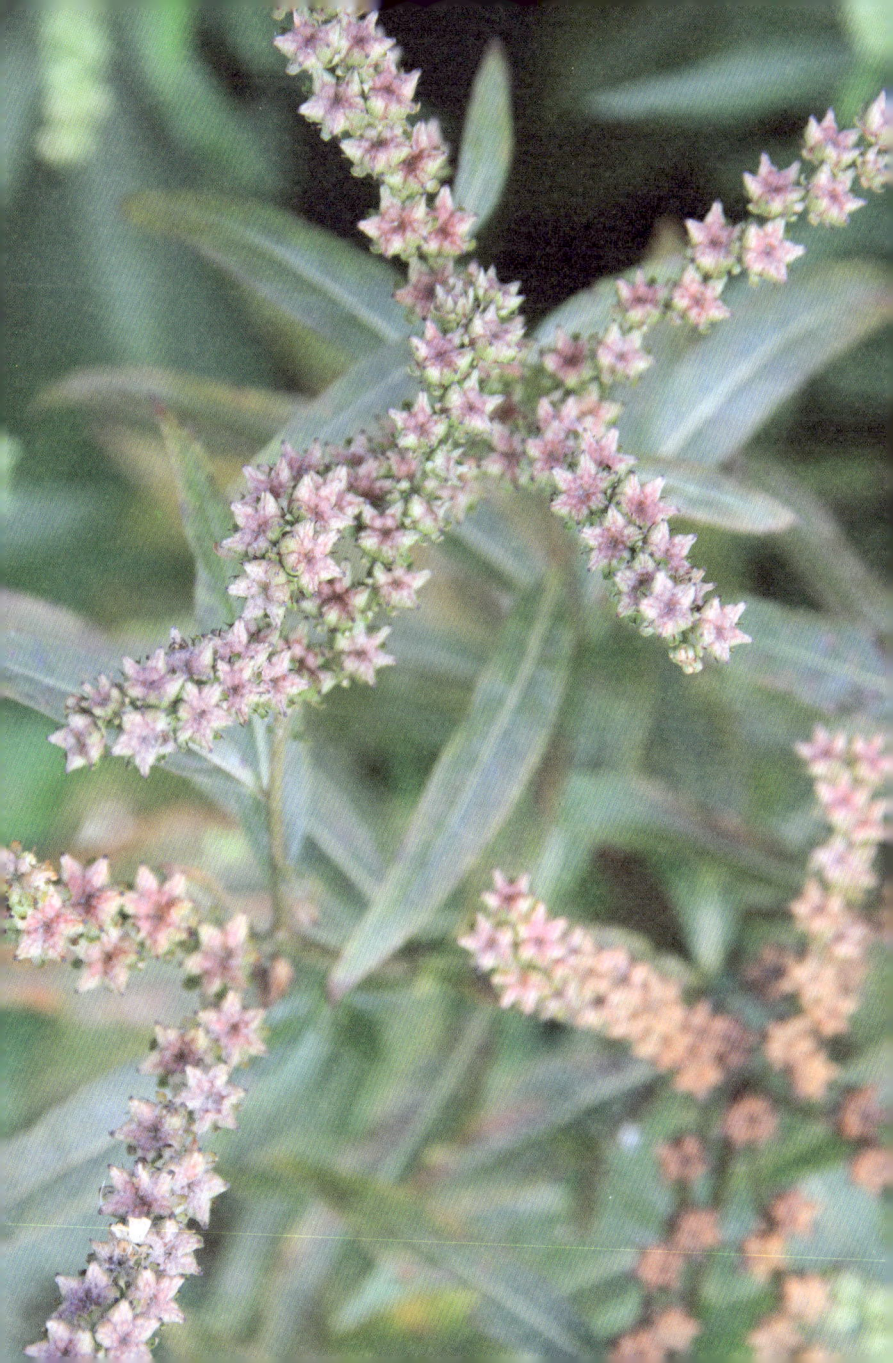

薄荷

唇形科薄荷属植物薄荷的地上部分。茎方柱形，表面淡绿色或紫棕色；叶对生，两面覆柔毛；轮伞花序腋生。每年可采收两次，第一次在小暑后大暑前（7月中下旬），主要提取薄荷油；第二次在霜降之前（10月中下旬），主要作药材用，晒干或阴干。

相传很久以前，在一个村庄里，有一个叫薄荷的草药师，她善良温柔，精通各种草药的用途和功效，经常帮助乡亲们医治各种疾病。

有一年夏天，村子里突然暴发了一场可怕的疫病，而且没有任何一种已知的草药能够救治大家。村里每天都有人病死，大家都非常绝望。看到这种情况，薄荷也很难过。她到处翻看古籍，终于在一本书里发现，一种很神奇的植物能够治疗疫病。

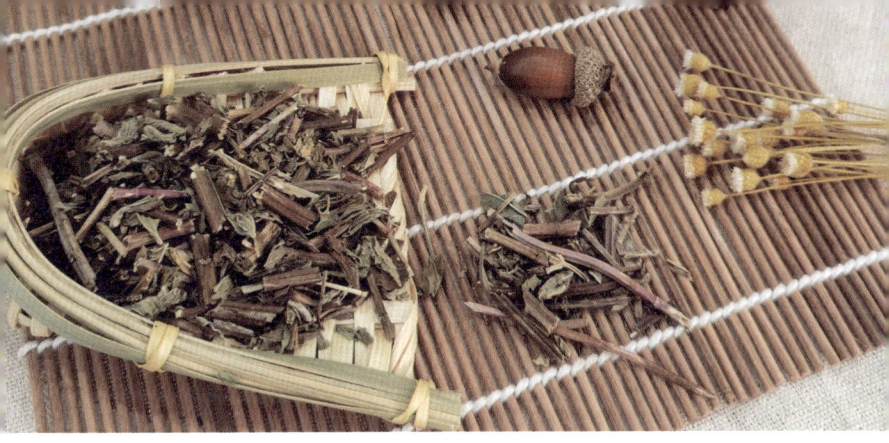

　　这种植物叫"救世之花"，它有强大的治愈能力，但生长在非常危险的地方，没有人到过那里。但薄荷决定前往寻找"救世之花"。她背上背篓和采药工具，带着村民们的希望和祝福上路了。

　　她穿过茂密而危险的森林，攀爬过陡峭的山峰，蹚过湍急的河流，历经了无数的艰难险阻，终于到达了书里所记载的地方，也找到了神秘而美丽的"救世之花"。薄荷小心地把一株株植物取下，然后连忙赶回村里。她从这种植物里提取出了有效成分，制成了一种治愈能力很强的药剂，并将药剂分发给染病的村民。村民们喝下药剂之后，不久之后都慢慢康复了。

　　大家都非常感谢薄荷所做的一切，因为"救世之花"是被薄荷采回来，所以后世就用薄荷的名字来命名了这种神奇的植物，以纪念薄荷的勇敢精神。

药用价值

性味：味辛，性凉。

归经：归肺、肝经。

功能主治：宣散风热、清头目、透疹。是药食两用的植物，有较高的药用价值。搭配菊花、连翘、桑叶等，具有清热解表利咽的作用，可以用来治疗咽痛、发热等。搭配苦参、赤芍、蝉蜕、白鲜皮，具有发散风热的作用，可以治疗由风热引发的风疹、瘙痒、麻疹。

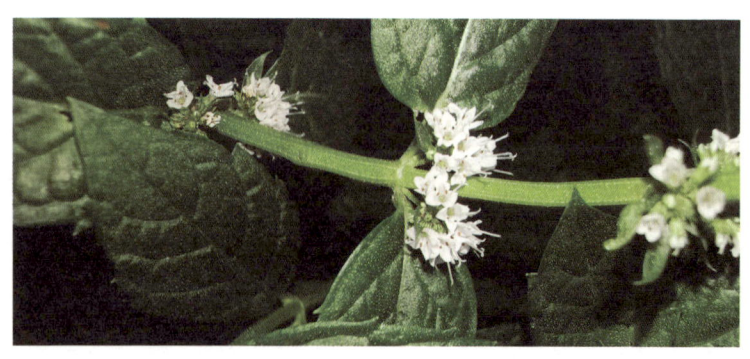

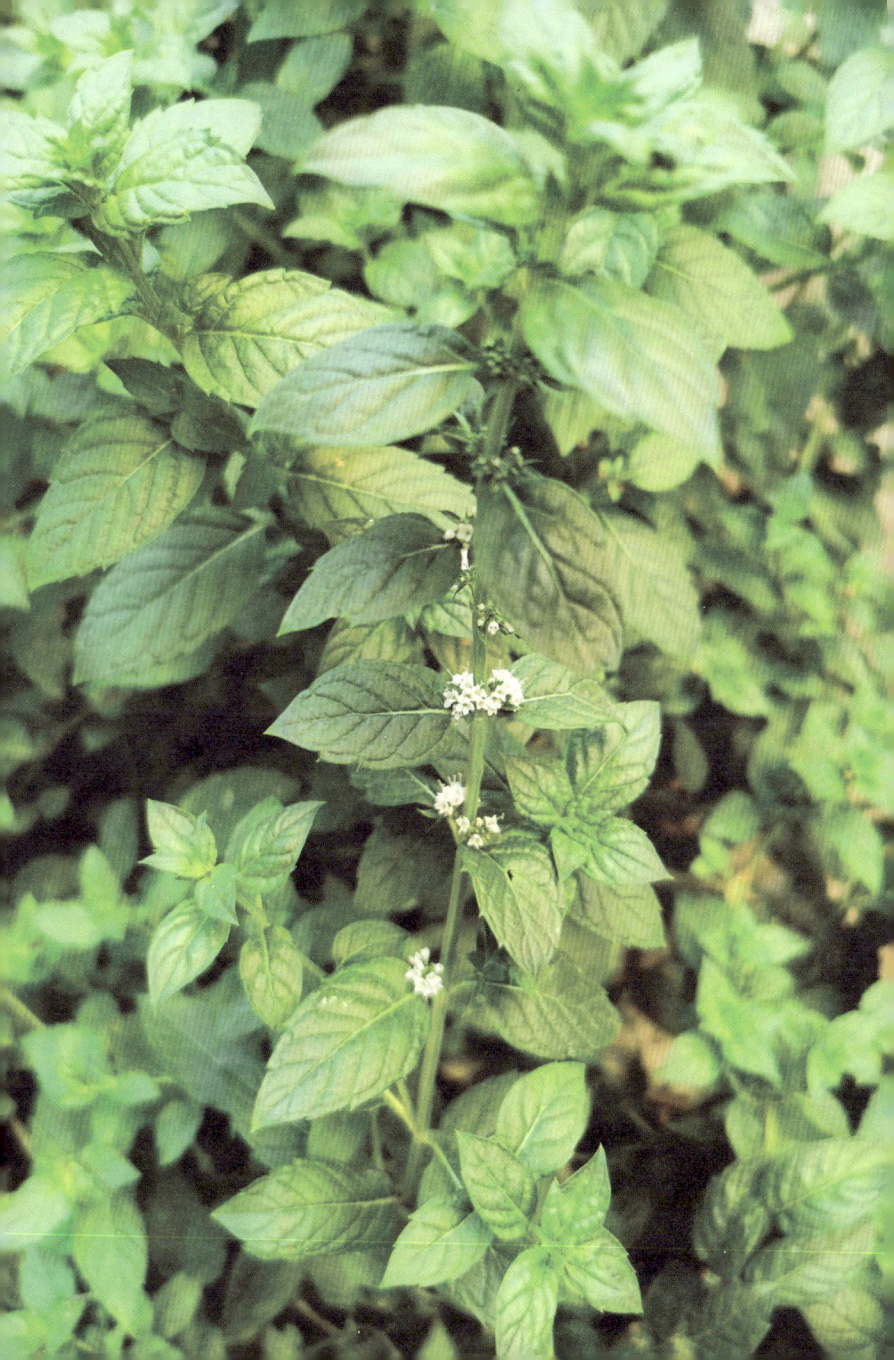

艾叶

菊科蒿属植物艾的叶。茎有明显纵棱，褐色或灰黄褐色，有灰色蛛丝状柔毛；完整叶呈卵状椭圆形，边缘有不规则的粗锯齿。上表面灰绿色，有稀疏的柔毛及腺点；下表面密生灰白色茸毛。夏季花未开时采摘，去除杂质，晒干。

相传在唐代的时候，有一个叫崔炜的书生。他有一天上街，在集市上看到一个穿得衣衫褴褛的老奶奶，在沿街乞讨。由于很多天没有吃饭，老奶奶饿得头晕眼花，走路都摇摇晃晃的，一不小心竟然撞倒了路边饮酒人的酒杯。那些人一看是个沿街乞讨的老太婆，就气势汹汹地想动手打人。崔炜见到此事，心生同情。但是他是个穷书生，没有什么钱财。他拦下了欲打人者，把自己的衣服脱下来偿还了酒钱，为老奶奶解了围。结果一转眼，

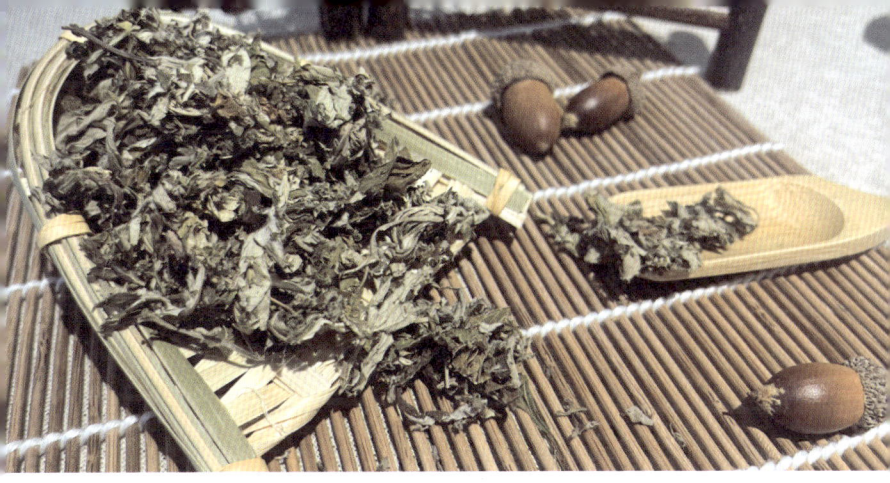

老人却不见了。崔炜也很豁达，没有计较老人的不告而别。

当天晚上，崔炜睡着后做了一个梦，梦里有一条青蛇向他道谢："感谢公子下午帮我解围，特地送来一些艾叶作为谢礼。这艾叶妙用无穷，可以祛除各种肿块，只要在患处敷上一些就可见效，希望能够帮助公子完成心愿。"青蛇说完后，再次拜谢，然后就消失了。崔炜从梦中惊醒，竟然在床头发现了一束艾叶，惊觉自己可能遇到报恩的大仙了，赶忙把艾叶收藏好。

不久之后，城里有一位姓任的有钱人家的小姐，生了一种怪病，头上长了一个大的肿块，访遍名医都没有办法医治，于是贴出告示，谁能治好小姐的病，就将小姐许配给治病之人。崔炜抱着试一试的心态，带着艾叶到了任府，给小姐患处敷上艾叶。不久之后，肿块就消失掉了。而崔炜也娶了任家小姐，过上了富足的生活。

药用价值

性味：性温，味苦、辛。

归经：归肝、脾、肾经。

功能主治：散寒止痛、温经止血。配伍菟丝子，用于治疗下焦虚寒导致的月经不调、痛经、白带异常等病症。配伍当归、香附，治疗脾胃虚寒导致的腹痛。也可煎汤外洗，有祛湿止痒的效果。

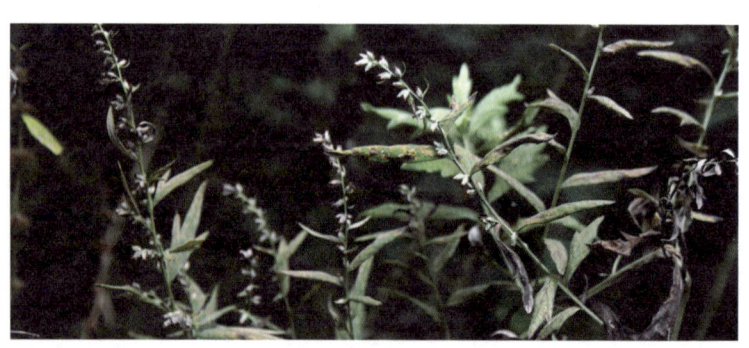

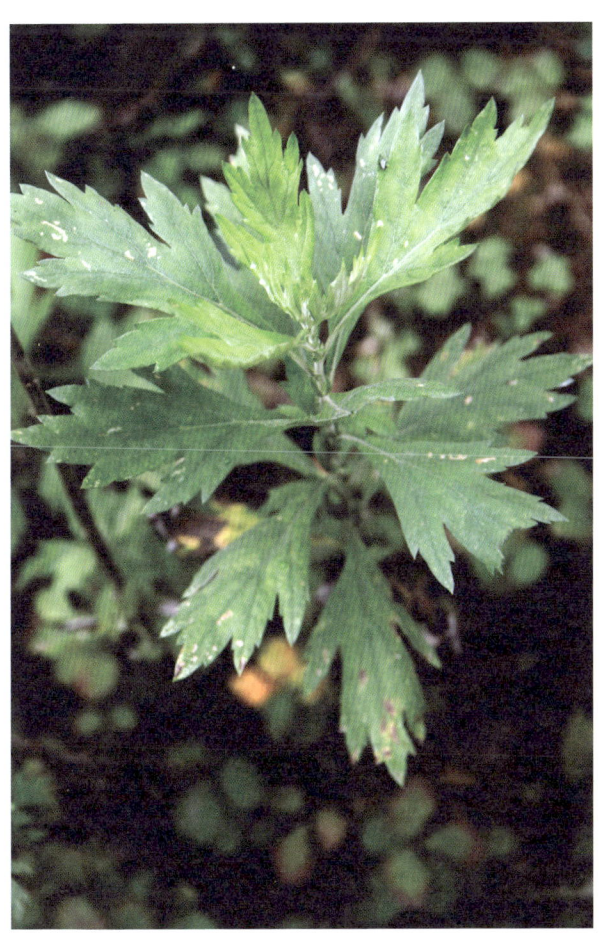

墨旱莲

菊科鳢肠属植物鳢肠的干燥地上部分。全体覆白色茸毛；茎圆柱形，表面墨绿色；叶对生，呈长披针形，墨绿色。花开时采割，晒干。

传说在唐朝有个叫刘简的人，一生爱慕仙道，追求长生不老。只要听说哪里有名山仙迹，一定会想方设法去拜访。

开元初年刘简在去探访仙迹的途中，遇到一个自称"虚无子"的采药老人，长得仙风道骨，一派仙人模样。刘简当即被折服，和老人谈论这些年来寻访仙迹的经历。虚无子被刘简锲而不舍的精神感动，就带他到自己的药圃参观。"人不可能长生不死，但想长寿还是有办法的。"虚无子边说，边指着一株墨绿色植物，"不是高山上才有灵芝仙草，这水岸边也能长仙草，我就经常服用这种草药，才活到百岁而发不白、耳聪目明。"

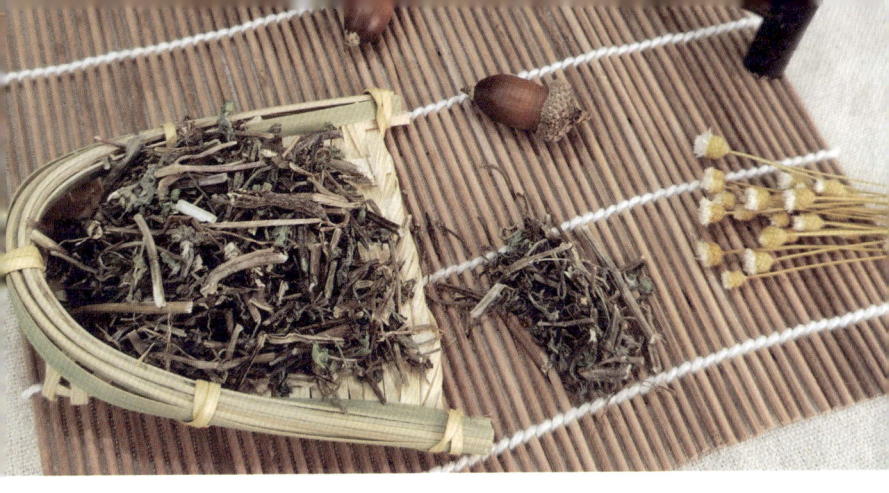

　　临别时，虚无子给了刘简一包该植物的种子，让他回去种在水岸边，待长到半尺（一尺约等于33厘米）以后就可以拿来食用了。嫩时可以当蔬菜吃，夏秋季采新鲜的茎叶煎水喝。冬天把草药阴干之后，每天煎水饮用。只要长期坚持，必能长寿。刘简听后，如获至宝，回家之后就按照虚无子的吩咐，把种子种在水岸边，每天悉心照料。待长成后，他按照虚无子的交代食用，果然活到了一百多岁，头发不白，耳不聋，书上的小字也能看得清楚。因这植物的茎叶揉搓时，有像墨汁样的黑色汁液流出，又因其果实像小小的莲房，却又不像莲一样长在水里，人们就叫它"墨旱莲"了。

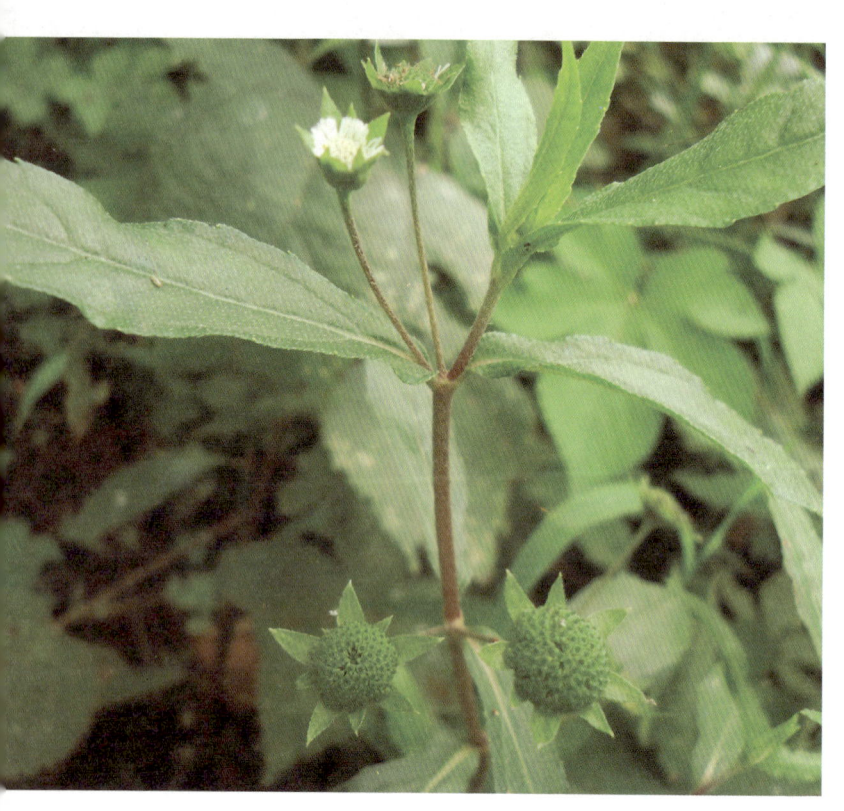

药用价值

性味：性寒，味甘、酸。

归经：归肾、肝经。

功能主治：滋补肝肾、凉血止血。代表药方有二至丸，就只有女贞子和墨旱莲两味中药，具有平补肝肾、滋阴补肾的作用，对治疗肝肾阴虚造成的咽干、口渴、头发早白、大便干、眼干、眼涩、遗精、早泄等有较好的效果。

益母草

唇形科益母草的地上部分。表面黄绿色或灰绿色，覆茸毛；叶交互对生，掌状三裂；轮伞花序腋生，花紫色，茎方柱形。夏季，花未开或初开时采割，切段，晒干。

关于益母草，有个美丽的传说。相传，在一个小山村里，有一个叫葛覃的女子。她心地善良，而且乐于助人。她嫁给了一位英俊勤劳的青年，不久之后就怀孕了。一天，葛覃正在家门口纺线织布，突然一头受伤的小鹿跑了进来，仰头对着她"咯咯咯"地直叫唤，好像在寻求她的帮助，样子看起来可怜极了。不远处有猎人寻着地上的血迹朝这边追赶过来。葛覃赶忙处理了地上的血迹，然后把小鹿藏在纺车下面，用衣裙遮挡住小鹿。

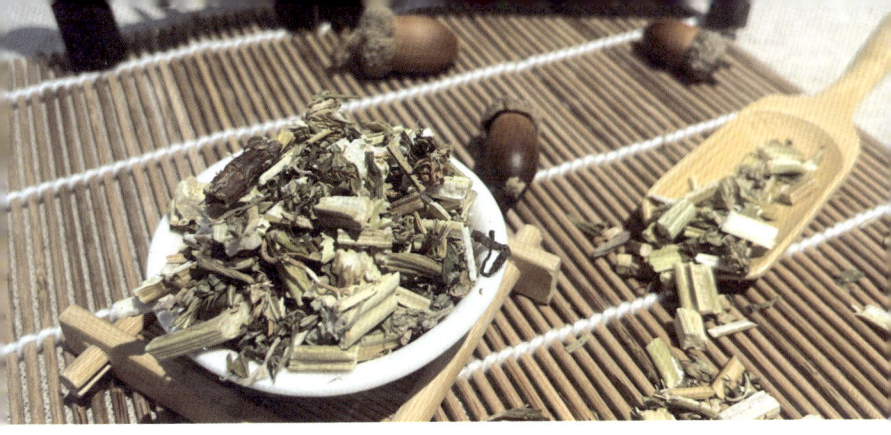

　　不久之后，猎人来到门口，问道："大嫂，你有没有看到一头受伤的小鹿？"葛罩抬起头，边纺线边回道："看到了，它往东边逃去了！"猎人听后便朝东边追去。葛罩看猎人跑远了，便把小鹿从纺车下放出来，对它说道："赶快向西边逃跑吧！"小鹿眼含泪水，屈膝下跪，向葛罩表达谢意，然后就向西边逃去了。

　　几个月之后，葛罩生孩子的时候不幸难产，生了一天一夜孩子也没有生下来，连产婆也束手无策，催生药用了也无效。眼看大人和小孩都要不保，在这紧要关头，门口传来"咯咯咯"的叫声。大家转头一看，看到一头小鹿口衔一束开着紫色小花的植物到了葛罩床边，用鼻子拱了拱葛罩的手臂。葛罩发现这正是自己之前救过的小鹿。

　　葛罩明白了小鹿的来意，便让丈夫将小鹿衔来的植物煎水给自己服下。服下汤药后不久，疼痛减轻了，没多久便产下了一个婴儿，全家都非常高兴。葛覃知道了这种植物的用处，就在房前屋后种植了很多，专门给妇女生产时用，并取名叫益母草。

药用价值

性味：性微寒，味辛、苦。

归经：归肝、心、膀胱经。

功能主治：活血调经、利尿消肿。将益母草熬成膏，或者与乳香、当归、川芎等药材配伍，可治疗血瘀痛经、闭经、产后恶露不尽、难产等。与白茅根、泽兰配伍，可治疗水肿。与车前子、石韦、木通配伍，可治疗尿血、血淋。

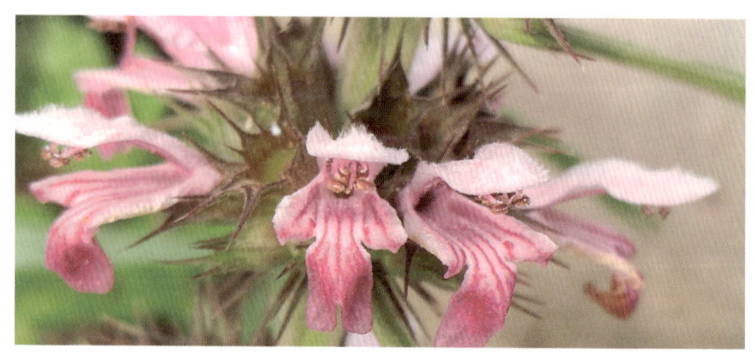

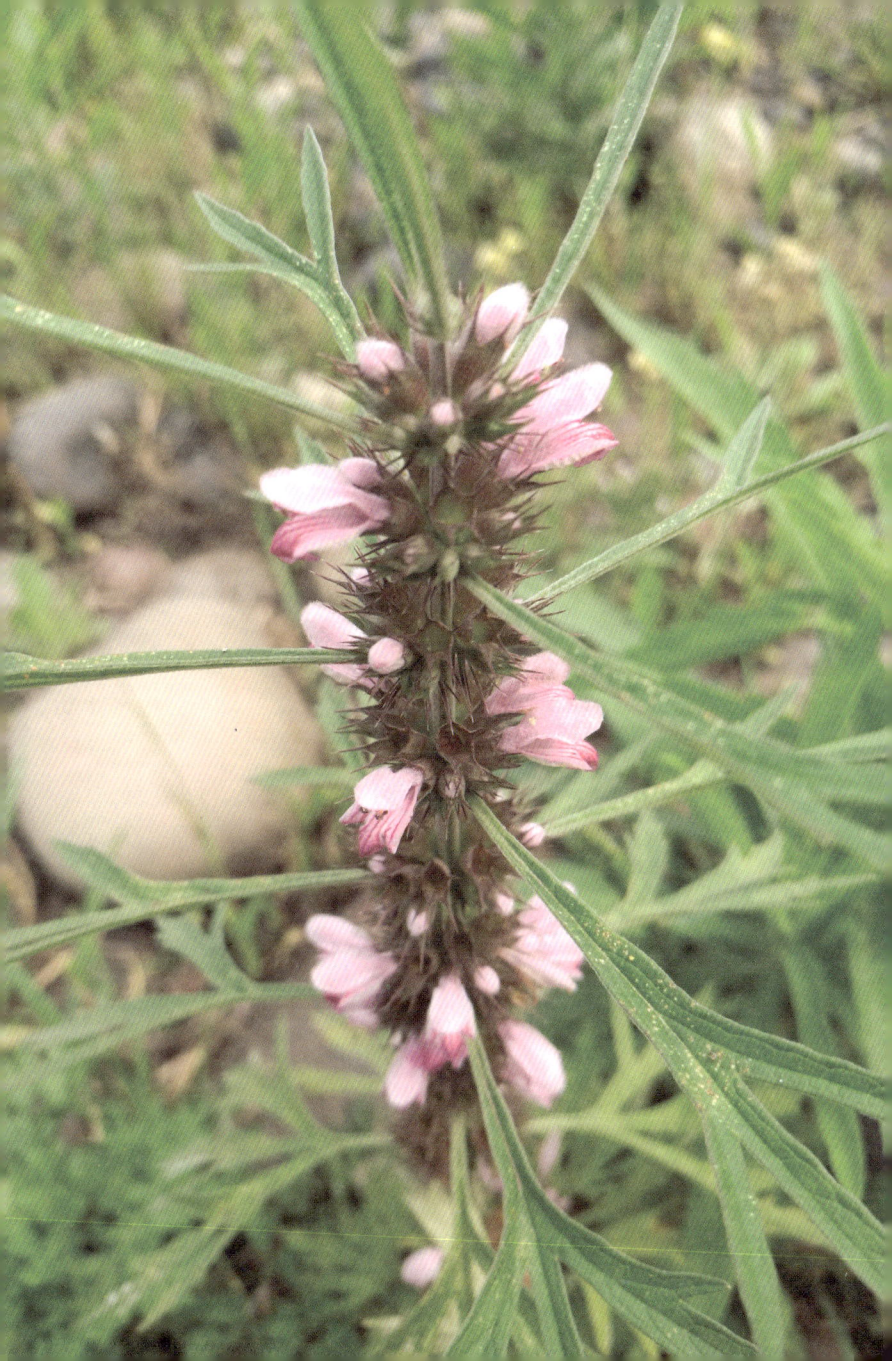

半枝莲

唇形科黄芩属植物半枝莲的干燥全草。半枝莲生于海拔 1500 米以下的山地或丘陵，疏林下、路旁空地及草地上。近些年，半枝莲还成为一种观赏植物。它长得不高，很少生虫，开的花朵也很漂亮，而且花期很长，能持续好几个月。

半枝莲有许多别称，如：并头草、牙刷草、四方马兰、挖耳草、通经草、紫连草、方儿草、半向花、半面花、偏头草……其中最有名也最广为流传的就是"韩信草"了。

相传，汉朝开国大将军韩信幼年时十分贫穷，只能靠卖鱼度日。一日，韩信在卖鱼时被几个恶霸打了一顿，伤得很重，卧床不起。邻居赵大妈见他可怜，便从田地里采来一种长着紫色方茎、开着紫色小花的草药，给他煎汤服用。韩信服药后很

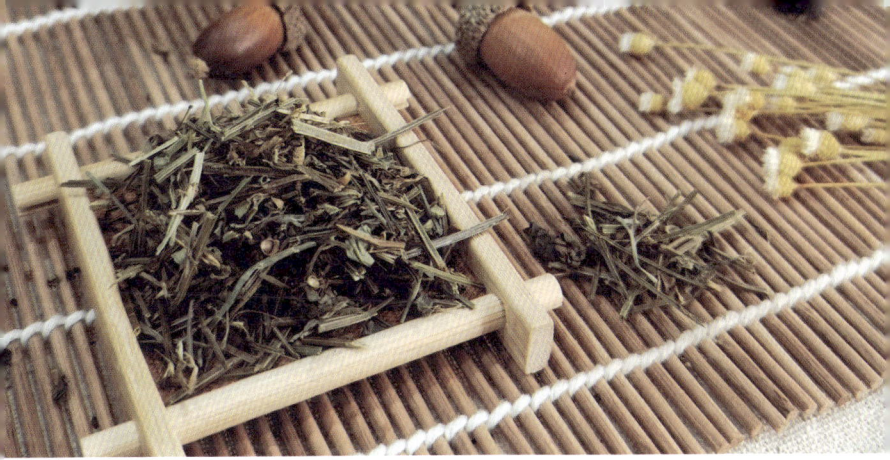

快便康复了。

后来，韩信入伍从军，靠着他的军事才能，打了很多胜仗，成为战功显赫的将军。然而有战争就有受伤。韩信非常爱护他的士兵，每次战斗结束后，他都要亲自去看望伤员。一日，看到痛苦呻吟的士兵，韩信十分焦虑，竟无意间想起了赵大妈曾用来给他治伤的那种野草。于是他便命人到田间采来这种草，熬了一大锅药汁，分给受伤的士兵们服用。这药汁见效很快，轻伤者三五天就好，重伤者十天半月也痊愈了。

士兵们十分感激韩信，把这种草药称为"韩信草"，而民间也常常用韩信草来治疗外伤一类的疾病，比如跌打损伤、铁器伤、毒虫咬伤等。

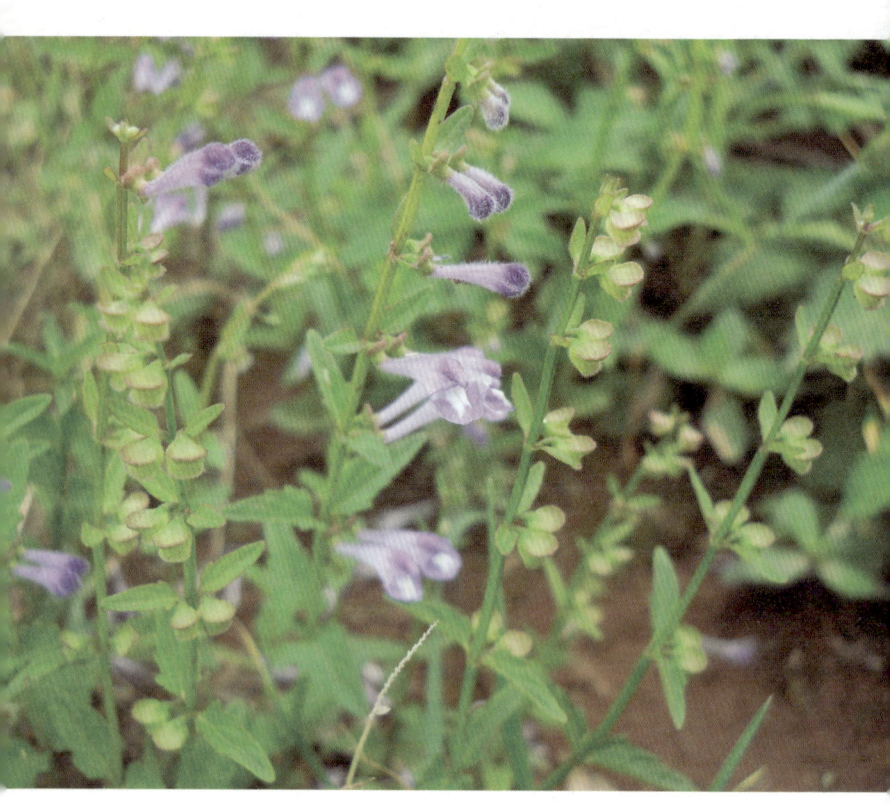

药用价值

性味：性寒，味辛、苦。

归经：归心、肝、肺经。

功能主治：清热解毒、活血止痛、止血消肿。有外伤时可以使用，比如痈肿疔毒、肺痈、肠痈、瘰疬、毒蛇咬伤、筋骨疼痛、跌打损伤、创伤出血、皮肤瘙痒等。可以将半枝莲煎汤服用，也可以将新鲜的半枝莲直接捣碎以后敷在受伤的地方。

蒲公英

又称凫公英、蒲公草、耩褥草、金簪草、孛孛丁菜、黄花苗、华花郎、婆婆丁、黄花地丁等，《本草纲目》将它归在"菜部"，古代人常采它的嫩苗焯水后凉拌着吃，也能做汤、馅。药用为菊科植物蒲公英、碱地蒲公英或同属植物的干燥全草。常于春至秋季花初开时采挖，除去杂质，洗净，晒干。

一说起蒲公英，你是不是会想起那随风而舞，落到哪里便在哪里生根的小绒球？蒲公英是一味清热解毒的良药，这恐怕是菜场的老奶奶都知道的事。而人们是怎么发现它可以清热解毒的呢？

相传蒲家有一位小姐，名叫公英，十来岁的时候患上了一种难以启齿的疾病——乳痈，类似于现代的"急性乳腺炎"。整

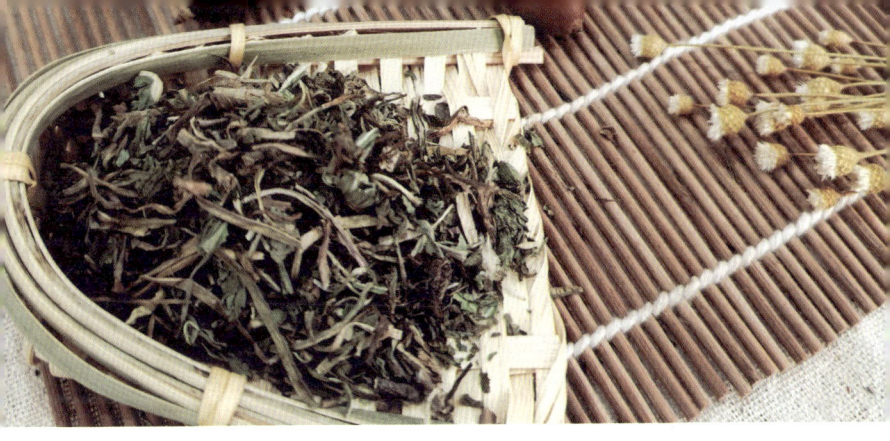

个乳房又红又肿又痛，令蒲公英感到既痛苦又羞耻。由于当时的礼教束缚，她无法公开寻求帮助，只能默默忍受。最终，不堪重负的她选择了投江自尽，但幸运的是，她在最后一刻被一对渔家父女救起。得知小姐投江的原因后，老渔夫采集了一种具有锯齿状叶片和白色绒毛的药草，将其熬成药汤给小姐服用。一段时间后，小姐的病情有了显著的好转。

为了表达对渔家父女的感激之情，小姐将这种草药带回了家，并种植在自家的花园里。当有人生了疮痈，她便用这种草药来为他们治病。人们为了感激她，便用她的名字"蒲公英"来为这种草药命名。

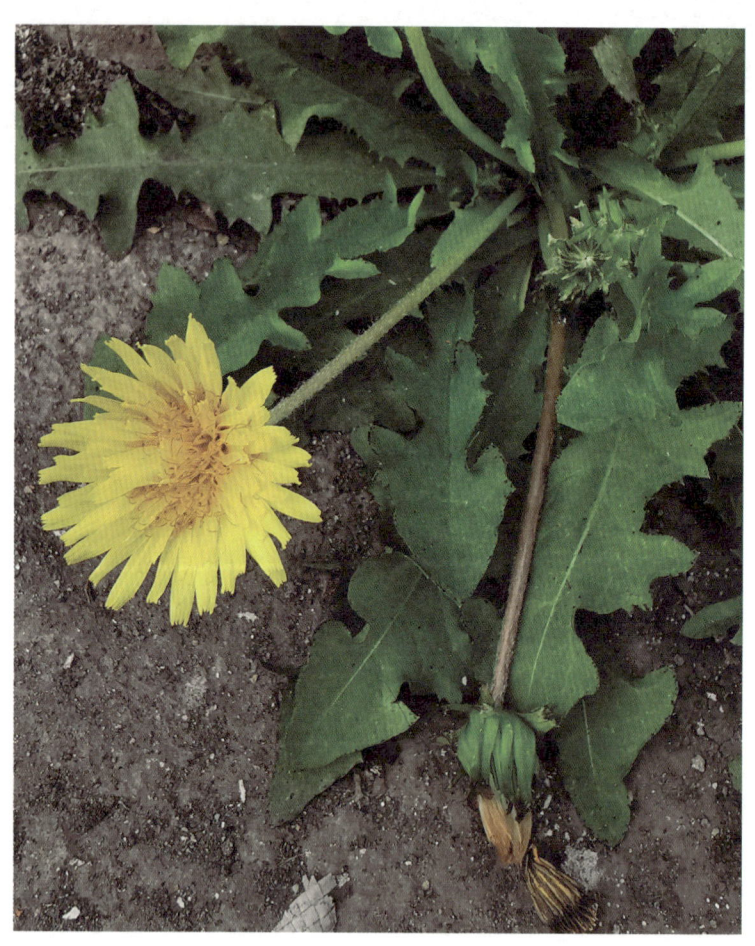

药用价值

性味：性寒，味苦、甘。

归经：归肝、胃经。

功能主治：清热解毒、消肿散结、利尿通淋。用于治疗很多上火的症状，比如痈疮肿毒、目赤咽痛、湿热黄疸、热淋等。可以用来泡茶，清热解毒，也可以与其他清热解毒的药物合用，以增强清热解毒的功效，比如败酱草、鱼腥草、紫花地丁、金银花等。

马齿苋

马齿苋科植物马齿苋的干燥地上部分。夏、秋二季采收，除去残根和杂质，洗净，略蒸或烫后晒干。

相传，从前有户人家，老太太当家，跟前有三个儿子。老大老二都娶了媳妇，只有老三年幼，但也有童养媳。

童养媳只有十四岁，整天穿破的、吃剩的。什么苦活、累活都归她一个人干。就这样，老太太还十分讨厌她，动不动就打骂一通。大哥大嫂也不善，常常挑拨是非，挑唆老太太打童养媳，自己在一旁看热闹。二嫂心眼儿不错，遇见童养媳挨打，就想法子解劝。

这一年流行痢疾，村里的人病死很多。后来，童养媳也开始闹肚子。大嫂生怕被传染上痢疾，就对老太太说："这死丫头不能干活了，还留她在家干吗？"老太太舍不得把花钱买来的童

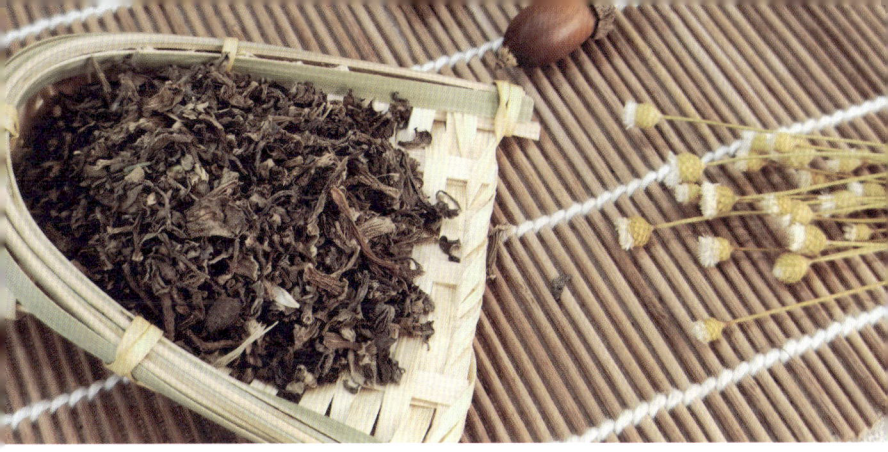

养媳赶出门，就把她赶到菜园中的茅棚里住。

童养媳万分难过：老太太不拿自己当人，未婚的丈夫又不懂事，哪还有活路啊？菜园里有一眼井，童养媳走到井边，想一头跳进去。这时，二嫂跑来把她拉住，说："你年纪轻轻的，日子还长呢，可不能寻短！我给你端来半锅稀饭，你先吃点儿。明天让你二哥请个大夫来。"

童养媳这才打消了投井的念头，住在茅棚里。可是第二天，二嫂并没来；第三天还没人影。稀饭早吃光了，童养媳饿得两眼冒花。菜园里倒有可吃的东西，但她怕老太太，不敢偷吃。后来实在饿得受不住了，就从地边上掐了许多野菜，用盛稀饭的锅煮了吃。这样，一直吃了两天野菜，没想到，她的病竟好了。

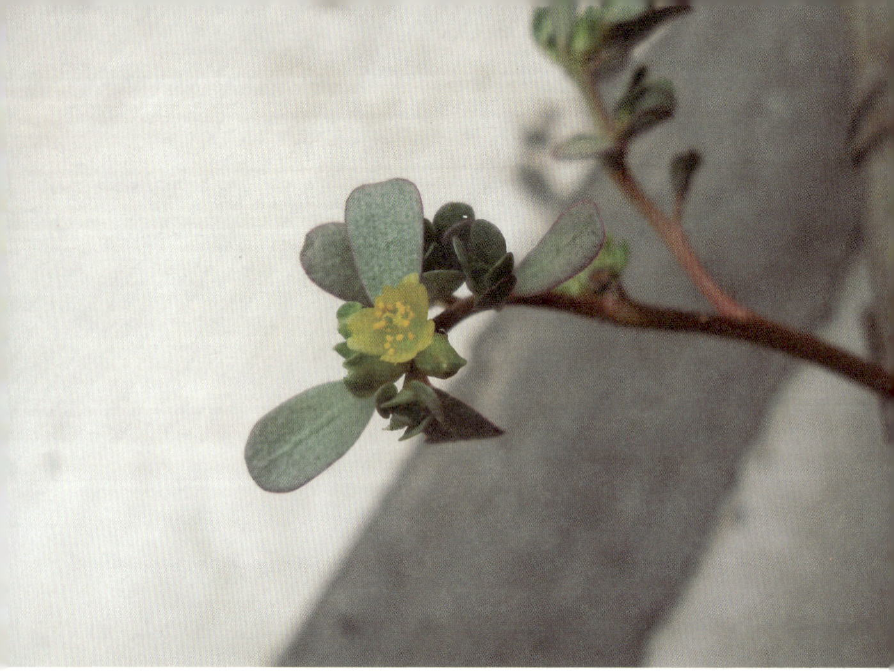

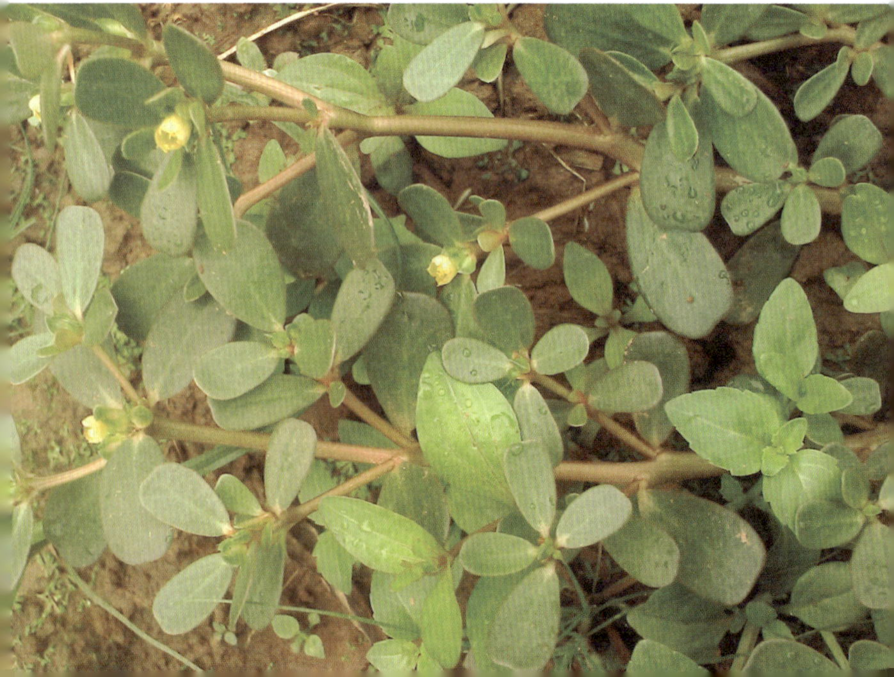

童养媳身上有了些力气，就慢慢往家走，远远看见家门上挂着麻布；接着，又看见未婚的丈夫戴着孝走出来。两人一碰面都愣住了。

童养媳问："家里怎么啦？你这是给谁穿孝？"未婚的丈夫说："咱妈和大哥、大嫂因痢疾死啦！二嫂子也躺在床上爬不起来……怎么你还活着？"

童养媳赶紧跑进屋看二嫂。两人聊了一会儿，童养媳猛然发觉之前吃的那种野菜能治痢疾。童养媳急忙跑回菜园，弄了半筐野菜，煮好端给二嫂说："你吃点儿，我就是吃这个好的。"二嫂吃了野菜，病果然也好了。

因为这种野菜，长着马齿样的叶子，所以人们叫它"马齿苋"。此后，人们都知道马齿苋可以治痢疾了。

药用价值

性能：性寒，味酸。

归经：归肝、大肠经。

功能主治：清热解毒、凉血止血、止痢。由于其来源广泛，采摘方便，多用新鲜、单味大剂量治病，疗效颇佳。内服可用于治疗湿热所致的腹泻、痢疾，常配黄连、木香，或配伍黄连、白头翁等用于热毒痢疾（细菌性痢疾），即可清热解毒，还可以凉血止痢，但因其作用缓和，一般是用作辅助；内服或捣汁外敷、煎汤外洗，治热毒疮痈肿痛，捣碎外敷既能清热解毒、消肿止痛，又能很好地保护了皮肤和创面，促进生肌收口。马齿苋亦用于治疗便血、子宫出血，有止血作用。根、果实及全草入药，有明目、利大小便、去寒热的功效。

值得注意的是，马齿苋能够收缩子宫，因此，孕妇应当谨慎使用。

根脉相承·根及根茎类

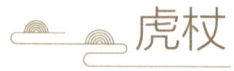 虎杖

蓼科多年生植物虎杖的干燥根茎和根。春、秋二季采挖，除去须根，洗净，趁鲜切成短段或厚片，晒干。

从前，四川省南充市阆中市山势险峻，树木茂密，杂草丛生，但也生长着许多名贵药材。相传，一天，孙思邈来这儿采药，忽然听到呻吟之声连绵不绝。他循着声源，穿过丛林，越过山溪，终于在对面的岩石上看到一只有气无力的吊睛白额虎。那老虎正眼巴巴地望着他，眼神中三分警惕，七分祈求。

远远看去，老虎的伤腿又红又肿，因此只能无助地趴在岩石上。医者仁心，孙思邈顾不上危险，直勾勾盯着老虎的伤腿上前，然后蹲下仔细检查。老虎似乎也明白他是来帮助自己的人，慢慢地将腿放在孙思邈的膝上。孙思邈查看后，急忙从药袋中掏出药来捣碎，用泉水调好，一半敷在老虎腿上，一半给

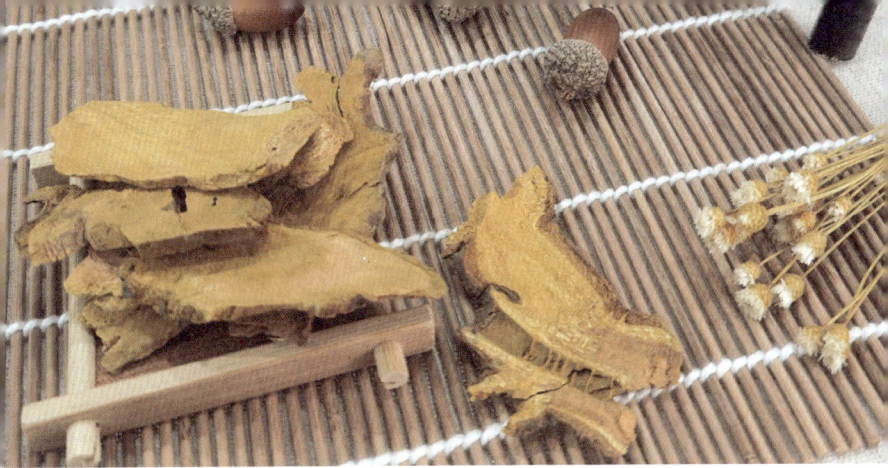

老虎喂下。

　　几天后，老虎的腿病便痊愈了，它又能重新站起来，奔跑在山林之间。为了感激孙思邈的救命之恩，这只老虎成了他的忠实伙伴，陪伴他翻山越岭，采药行医。孙思邈骑着它跋山涉水采药，如履平地，成就一段药王传奇。

　　后来，孙思邈给老虎治腿病的事传播开了。后人为了纪念他，在当地的大佛寺里建了药王殿。那味药也因为治好了老虎的腿疾，被起名为"虎杖"，意为仗着它才治好了老虎的腿病。

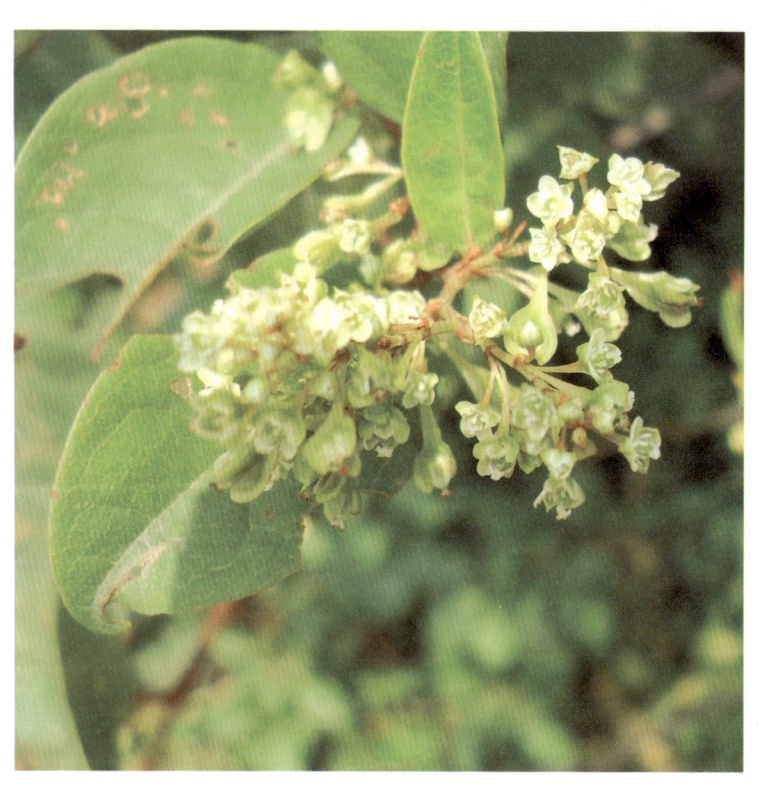

药用价值

性味：性微寒，味微苦。

归经：肝、胆、肺经。

功能主治：利湿退黄、清热解毒、散瘀止痛、止咳化痰。用于治疗湿热黄疸、淋浊、带下、风湿痹痛、痈肿疮毒、水火烫伤、经闭、癥瘕、跌打损伤、肺热咳嗽等。

白及

兰科植物白及的干燥块茎。呈不规则扁圆形，多有2～3个爪状分枝，少数具4～5个爪状分枝，长1.5～6 cm，厚0.5～3 cm。表面灰白色至灰棕色或黄白色，有数圈同心环节和棕色点状须根痕，上面有突起的茎痕，下面有连接另一块茎的痕迹。夏、秋二季采挖，除去须根，洗净，置沸水中煮或蒸至无白心，晒至半干，除去外皮，晒干。

相传，在遥远的古代，有一位骁勇善战的将军，他身披战甲，手持长枪，为了保护皇上和国家的安宁，无数次与外族大军浴血奋战。一次，为了掩护皇上入关回京，他率兵与外族大军展开了数日激战。然而，由于寡不敌众，将军最终因筋疲力尽受重伤。所幸在身负重伤、伤痕累累之际，将军被关内将士救下。

当皇上得知这一消息后，心急如焚，立即命令宫中最好的

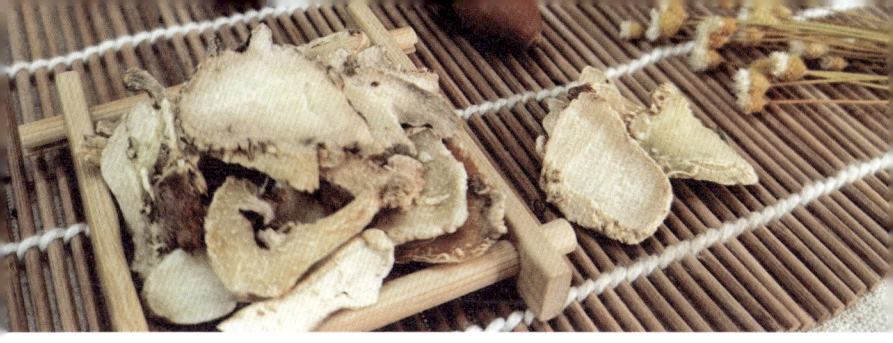

太医前往救治。但将军的伤势极为严重，尤其是肺部被箭矢刺穿，呼吸急促、口吐血沫，太医们束手无策，只能眼睁睁地看着将军生命垂危。

面对这样的困境，皇上决定不惜一切代价挽救将军的性命。他下旨召集天下名医，希望能找到救治将军的方法。消息传开后，各地的名医纷纷赶来，但都束手无策。

就在这时，一名老农带着几株根部为不规则菱形的奇怪草药出现在皇宫门前。他自称有奇药可以救治将军的伤势。皇上听后大喜，立即命人将老农带入宫。

老农向皇上详细介绍了这味草药的功效和用法："请皇上叫人将这根块烘干后研成粉，一半冲服，一半外敷，不日将军便可痊愈。"皇上听后立即命太医照做。

几天后，奇迹发生了。将军的伤势逐渐好转，呼吸也变得平稳起来。皇上欣喜万分，对老农的医术赞不绝口。他询问老农想要什么赏赐，老农却谦虚地表示："草民只请皇上命太医院把这味草药编入药书，好让天下的老百姓也知道它能医治肺伤出血。"

皇上听后深感敬佩，便问道："这味奇药叫什么名字呢？"老农摇摇头说："尚无名称，请皇上赐名。"皇上想了想问道："你叫什么名字？"老农回答道："草民姓'白'名'给'，又名'及'，叫'白给（及）'。"

皇上听后会意一笑："那就以你的名字命名，为'白及'吧。"从此，这味神奇的草药便被命名为"白及"，并因其独特的疗效而被载入药书，流传至今。

药用价值

性味：性微寒，味苦、甘、涩。

归经：归肺、肝、胃经。

功能主治：收敛止血、消肿生肌。用于治疗咯血、吐血、外伤出血、疮疡肿毒、皮肤皲裂等。常与防风、柏仁、细辛（去叶）配伍，谓之白及散，用于治疗小儿肾气不成、脑髓不足。目前销售的含有白及的中成药有补金片、蛤蚧养肺丸等。

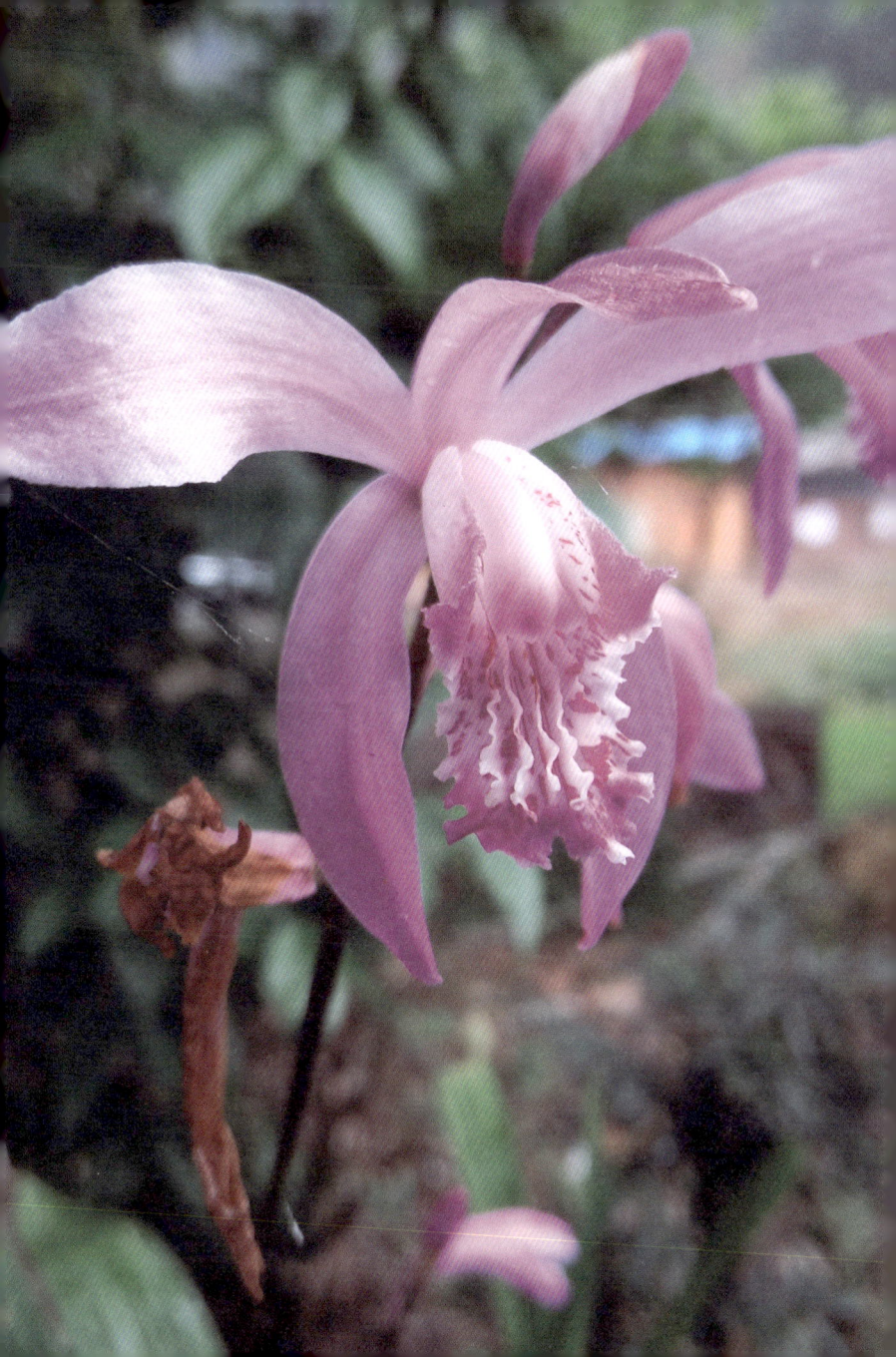

土茯苓

百合科植物光叶菝葜的干燥根茎。夏天或秋天采挖，除去须根洗净后干燥，或趁新鲜时切成薄片后干燥使用。

相传在大禹治水时期，食物匮乏，大禹和部下每天都要用耒等工具挖掘沙石，但一天只能吃两顿饭。有一天傍晚用饭时，大禹看着因为工作量大且吃不饱饭的工人忧心忡忡，因为他们出门治水时带来的粮食所剩无几。伙夫给每个人的土陶碗里放上一勺饭，当大禹把土陶碗伸过去时，伙夫盛上一勺，刚想再搭上一勺时，大禹迅速把碗收了回去，平静地说道："大家都要一视同仁，我吃多了，就会有其他人吃不上饭。"吃完饭后，伙夫悄悄询问大禹何时派人回去运粮食，剩下的粮食已经不足以支撑到第二天了。由于当天天色太晚，大禹只能派人第二天一

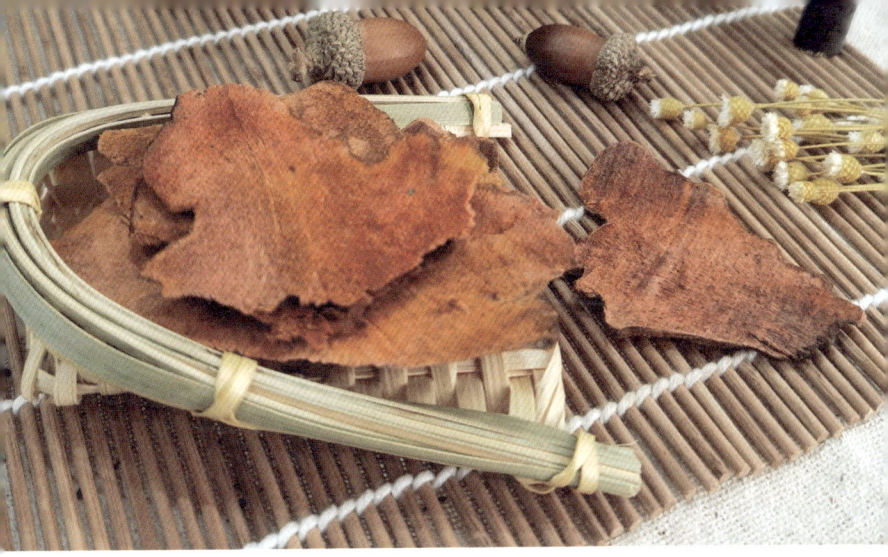

大早再回去运粮食。

　　深夜，大雨突降，用树枝搭成的棚子漏水，大禹便和部下起身蹲着，等待雨停和天亮。可天不遂人愿，天亮后，大雨却一直没有变小，大禹和部下只能饿着肚子在棚子里等雨停。就这样过了两天两夜，雨过天晴，但山沟里的洪水漫上山坡，大禹和部下所在的大山成了一座孤岛，要想出去运粮食需要先疏通洪水。

　　没办法，大禹和部下只能饿着肚子疏通洪水。可大家前胸贴后背地干了两天，围山的洪水只退了一点，每个人的肚子都饿得咕咕直叫，偶尔还会有人因为又饿又累而晕倒，人们逐渐变得焦躁。大禹支撑着疲惫的身子，注视着洪水，竭力思考生存的良策。突然，他看到山上有一片绿油油的叶子在阳光下随风闪动，被水冲出的块茎颇显肥厚。

大禹灵机一动，到山上摘了一把叶子塞进嘴里，虽然味道有点苦，但吃后身体并没有不适感，肚子也不饿了。他大声招呼部下："兄弟们，吃这些叶子，虽然苦，但是吃了就不会饿死了。"众人一听，纷纷将叶子往嘴里塞。大禹又招呼伙夫将叶子和从沙土里挖出的植物块茎拿去煮，煮熟后分发给众人。大家接连吃了几天的叶子和块茎，不仅保住了性命，还治好了一些人的胃肠疾病。

围困大山的洪水逐渐退去，大禹也派人运来了新的粮食，他们又继续疏导积水。自此，这种块茎被当成充饥食物，很多年以后药用价值才逐渐被发现。为了纪念大禹不顾生命危险亲自试吃土茯苓，人们还给它起了别称——禹余粮。

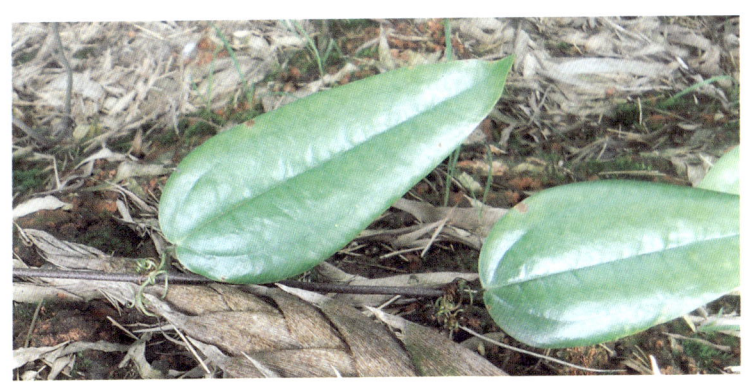

药用价值

性味：性平，味甘、淡。

归经：归肝、胃经。

功能主治：清热、除湿、解毒。具有调中止泻、健脾胃、强筋骨、除湿、利关节等功效。

黄连

毛茛科植物黄连、三角叶黄连或云连三种植物的干燥根茎；以上三种分别习称"味连""雅连""云连"。味连多成簇，常弯曲，形如鸡爪；雅连多单支，圆柱形微弯曲；云连弯曲如钩，多单支，较细小。秋季采收，除去须根和泥沙，干燥。

传说在巴山深处，住着一位姓陶的大夫，家中的药园种有数百种中草药。陶大夫医术高明，常有人慕名请他外出治病，他因此无暇管理药园。为了不让药园荒废，陶大夫请了一位青年打理药园。

一年正月刚过，寒霜未消，青年在后山路旁，发现了一株从未见过的开着黄绿色花的小草，迎着寒风独自绽放。他便蹲下把它连根挖起，移入药园种植。在青年的精心照料下，那草越长越茂盛，后来结了籽。第二年，园子里的黄绿色小花开得更多了。

　　一天，陶大夫外出行医之际，女儿荷花突发急病，满身燥热，上吐下泻，两三天就病得不省人事。家人请来几个大夫都不见效，荷花病情越发严重。青年看在眼里，也十分焦急。他忽然想起，几个月前自己喉咙痛，无意中摘了园里那棵小花的叶子嚼了嚼，虽然苦得不行，但喉咙很快就好了。于是，他从园子里连根带叶拔了一棵，洗净熬水让荷花服下。谁知早上喝

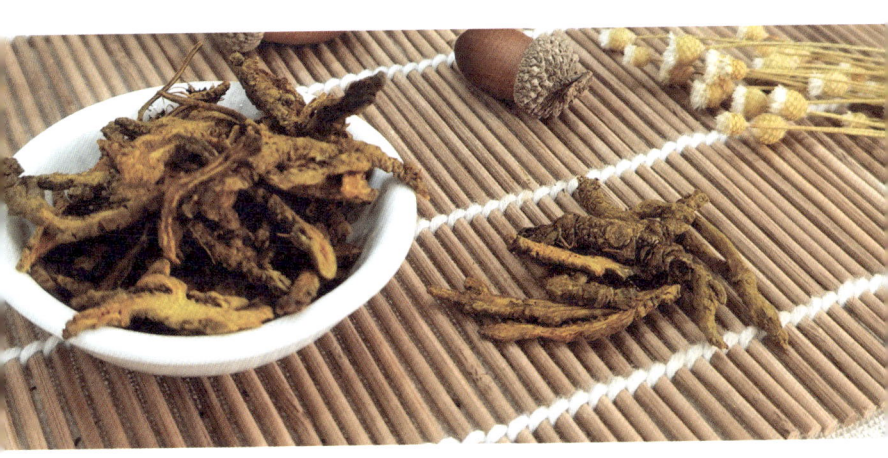

药，下午荷花的病就有了好转，腹泻止住了，体温也恢复正常。家人欢欣不已。

几天后，陶大夫行医归来，详细询问了女儿的病情后，确定是肠胃热重，须清热解毒才能医好。听说青年用一种野草治好了荷花的病，陶大夫便料定，这开黄绿花的小草对清热解毒有奇效。

这位青年姓黄名连。陶大夫为纪念他发现并培育了这种特效草药，便把这味中药取名为"黄连"。

药用价值

性味：性寒，味苦。

归经：归心、脾、胃、肝、胆、大肠经。

功能主治：清热燥湿、泻火解毒。多用于治疗呕吐、泻痢、黄疸、高热、牙痛、消渴等。有良好的清热解毒作用，常与黄芩、黄柏、栀子等配合应用，制成各种中成药，如双黄连胶囊、黄连上清丸、三黄膏等。

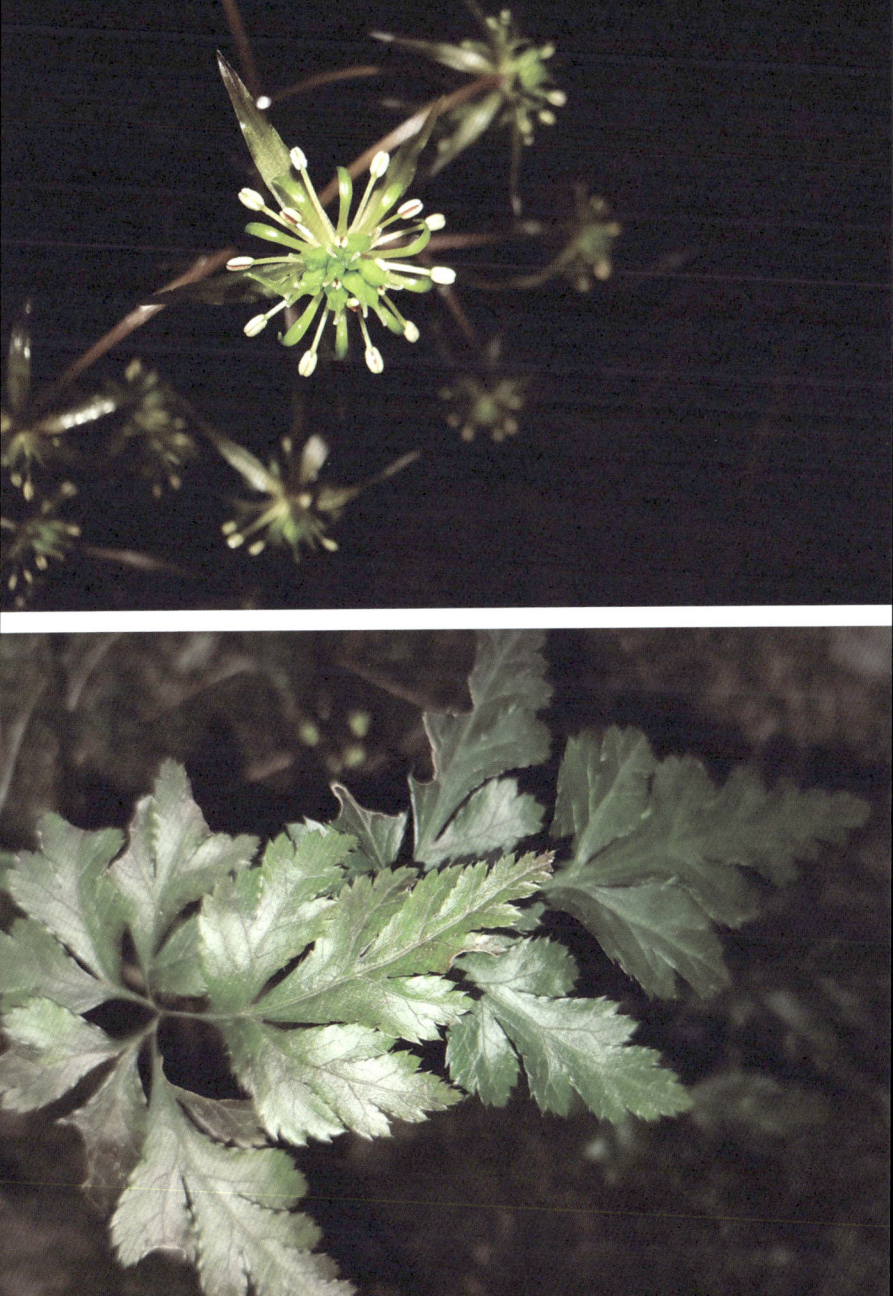

半夏

天南星科植物半夏的干燥块茎。夏、秋二季采挖，洗净，除去外皮和须根，晒干。块茎近似球形，表面白色或浅黄色，顶端有凹痕，断面洁白。

半夏曾被称为"白霞"。传说有一位勤劳善良的姑娘，名叫白霞。一天，她在田野里挖野菜时，挖出一株小草。

这株小草长得很特别，根部有个小疙瘩一样的块茎，像个小芋头。白霞碰巧肚子饿了，就放进嘴里嚼起来，谁知不久就开始恶心呕吐，于是她赶紧吃了些生姜来止呕。吃完后，不但呕吐止住了，很久没治好的咳嗽也痊愈了。

从此以后，白霞就常常将这种块茎与生姜一同熬汤，送给乡亲们治疗咳嗽，效果非常好。这种块茎的浆液很丰富，需要多次清洗。有一天，白霞在河边洗药时，不小心掉进水里，失去了生命。

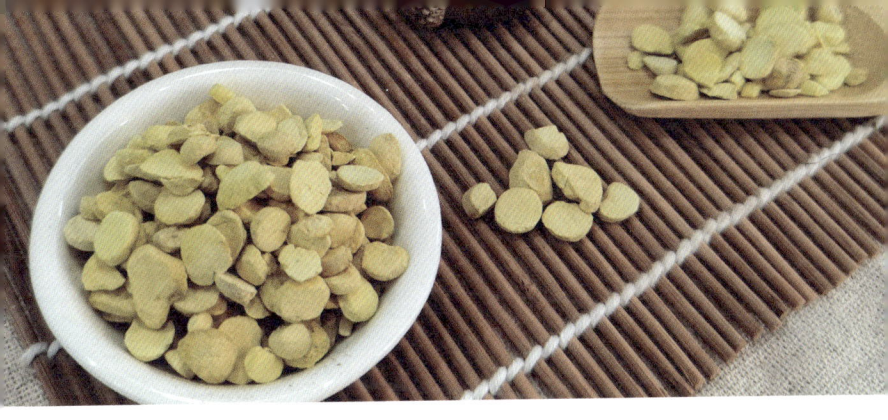

　　人们为缅怀这个善良的姑娘，就把这种药称为白霞。后来人们发现白霞通常在夏天过去一半时采摘，逐渐改称"半夏"了。

药用价值

　　性味：性温，味辛。

　　归经：归脾、胃、肺经。

　　功能主治：燥湿化痰、降逆止呕、消痞散结。用于治咳喘、湿痰、寒痰、风痰、胃寒呕吐等，有良好的燥湿化痰、止呕作用。有毒，常配伍茯苓、陈皮、贝母、生姜等以增强功效。为便于服用，常制成各种剂型的中成药，目前销售的有二陈丸、半夏露颗粒、清肺止咳散、半夏糖浆等。

天冬

百合科植物天门冬的块根，也称天门冬。天冬呈长纺锤形，略弯曲，表面黄白色或淡黄棕色，半透明，光滑或具纵皱纹。秋、冬采挖，洗净，除去茎基和须根，置沸水中煮或蒸至透心，趁热除去外皮，洗净，干燥。

相传，明代末年爆发了大规模的农民起义，起义军领袖李自成为联合张献忠攻打王朝，亲自去拜会张献忠。不巧的是，张献忠的妻子正好当天生产，张献忠一直守在夫人身旁，只让副将来迎接。副将把李自成迎进内室，摆上茶点果品叙话。李自成等了半个时辰还不见张献忠，大怒，拍桌子道："张献忠竟如此怠慢于我！"副将忙解释："大帅息怒，张将军确实是夫人生产，离不得身，大帅先尝尝这个，张将军马上就来。"仆人端上一盘佐茶食品，色泽鲜亮，玉洁冰清，异香扑鼻。

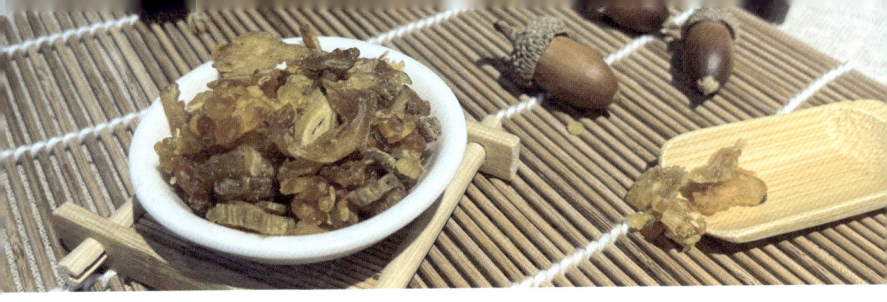

李自成问道："这是什么？"副将答："这是天冬蜜饯，请大帅品尝。"李自成一尝，甜美滋润，沁人心脾，于是怒火全消，称赞道："果然美味。"副将又道："这天冬不仅好吃，还能滋阴润肺，清肺降火。大帅少安毋躁，张将军马上就来。"又过了半个时辰，待妻子顺利生产后，张献忠立即赶来与李自成商讨战事，这是后话。

药用价值

性味：性寒，味甘、苦。

归经：入肺、肾经。

功能主治：滋阴润燥、清肺降火。用于治疗支气管炎、百日咳、肺结核、血虚肺燥、皮肤皲裂、干咳无痰等。还有补肾作用，能提高人体免疫力。常配伍地黄、麦冬、枸杞、人参等以增强功效。为便于服用，制成各种剂型的中成药，目前销售的有二冬膏、人参固本丸、石斛夜光丸等。

白芷

又名香白芷，伞形科植物白芷或杭白芷的干燥根。长圆锥形、质地坚实，表面灰棕或黄棕色，断面呈白色或灰白色，有棕色油点，气芳香。夏、秋叶黄时采挖，除去须根及泥沙，晒干或低温干燥。

相传古时有一位秀才，时常头痛，并随着时间推移，头痛加剧，面部发麻，头后部及两肋流冷汗，请来许多大夫诊治都没好转。

后来，一个朋友给他介绍了巫山专治头痛的名医，于是秀才前往求医。到了那里，大夫从药箱中取出小指大小的药丸，让秀才放在口中慢慢嚼服，再喝下荆芥汤。药丸香气特异，咀嚼时直通鼻窍，清新之气直达脑海，秀才好不惬意。

秀才就不头痛了。他不禁感慨：这烦人的头痛病，只靠几

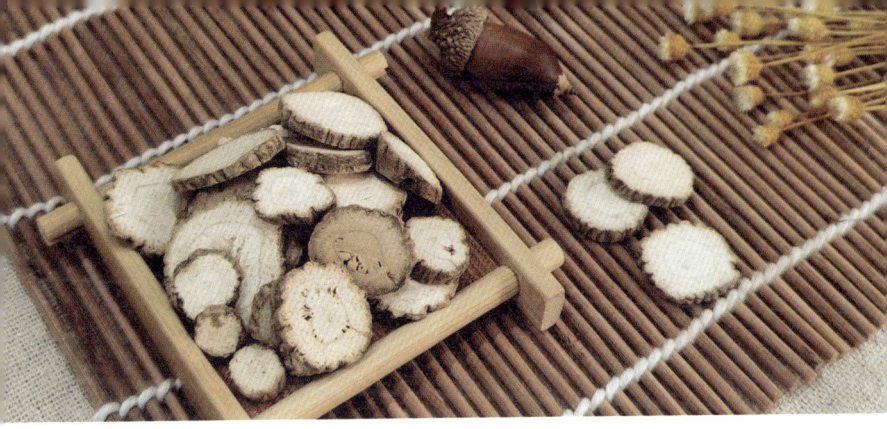

粒药丸就治好了，名医真是名不虚传！他又疑惑，这药丸到底是什么呢？于是，他偷偷去看大夫制药。只见大夫拿出一种带有茎叶的白色根，碾成细粉，再加蜂蜜搅拌，转眼就制成药丸，最后放在木盘里干燥。

　　隔天清晨，大夫对秀才说："你也知道这药的制法了，我也就不隐瞒了。这是家传秘方，有很强的止痛效果，但还没起名字，请你给起个名吧。"秀才道："正如先生所说，昨天我确实看到了这种草药。就叫它香白芷，怎么样？'香'是草药本身具有的独特香气，'白'是这种药材的颜色，'芷'是最初长出的根的意思。"大夫拍手大笑，夸这名字起得好。就这样，香白芷在民间流传开来，后来又被简称为"白芷"。

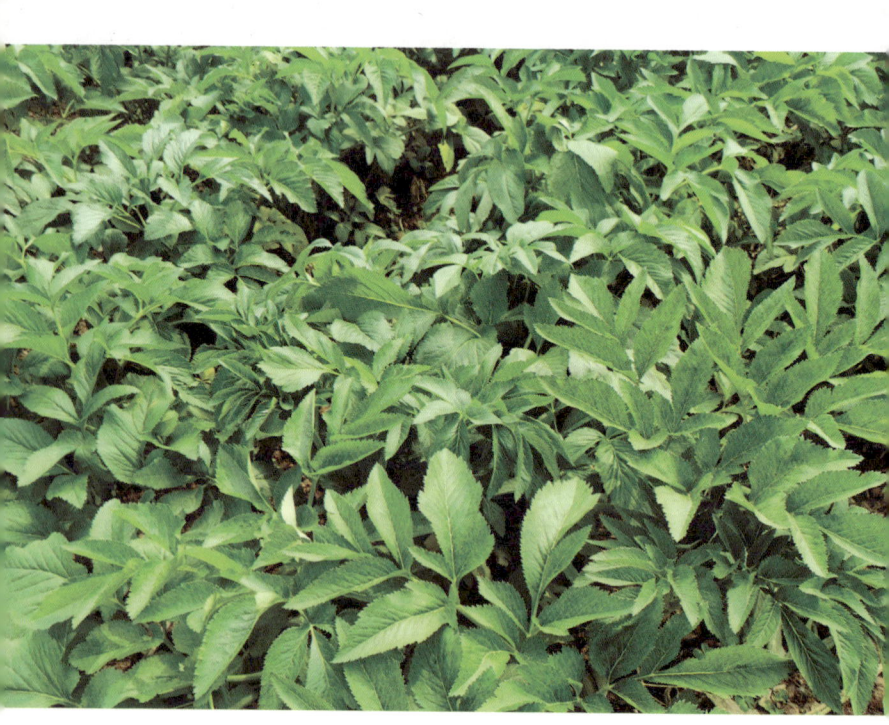

药用价值

性味：性温，味辛。

归经：归胃、大肠、肺经。

功能主治：解表散寒、祛风止痛、宣通鼻窍、燥湿止带、消肿排脓。常用于治疗感冒头痛、牙痛、带下、眉棱骨痛、鼻渊等。有良好的祛风止痛和散寒止痛作用，常配伍防风、白僵蚕、葛根、黄芩、细辛等以增强功效。为了便于服用，常制成各种剂型的中成药，目前销售的有利鼻片、鼻炎片、感冒解表丸等。

薯蓣

薯蓣科植物，薯蓣根状茎入药，又名山药，根茎类呈圆柱形，表面淡黄色或黄白色，分布有纵皱纹、纵沟及须根痕。冬季地上部分枯萎后采挖，趁鲜切去根头，洗净，除去外皮及须根，晒干。

相传在古代，有个叫汤阴村的地方，有一对心地歹毒的夫妇。其中，媳妇总盼着婆母早亡，每天只给婆母吃很少的食物。一段时间之后，因为吃得很少，婆母便开始变得浑身无力，慢慢就卧床不起。结果这事被同村的一个善良的老中医知道了。为了挽救可怜的老妇，老中医把这对夫妇叫来，给他们一种白色的药粉，告诉他们只要把这种药粉放在粥里同食，过不了百日必定身亡。

这对夫妇得到此法后，心中窃喜，回家之后就按照老中医

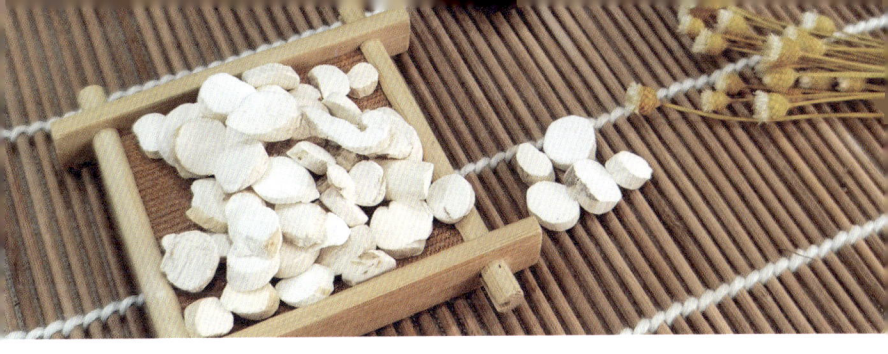

交代的用法，把药粉和在粥里天天给老妇吃。一段时间之后，本来该一命呜呼的老妇，却慢慢地能够起床活动了，三个月之后身体反而比以前更好，逢人便夸儿子媳妇对她孝顺。

这对夫妇万分羞愧，方知老中医的良苦用心。经过此番种种，这对不孝的夫妇痛改前非，变成一对孝顺老人的夫妇。而这味救人的粉末就是"薯蓣"。从此薯蓣的故事就逐渐流传开来。

药用价值

性味：性平，味甘。

归经：归脾、肺、肾经。

功能主治：补脾养胃、生津益肺、补肾涩精。药性较为缓和。古代的很多方剂都配伍山药使用。在一些补益脾肾的方剂中，如参苓白术散、六味地黄丸、还少丹、六神散中均有山药。这些方剂大多具有补益强壮的功效。

七叶一枝花

百合科七叶一枝花的根茎，在中药里被称为"重楼"。根茎呈类圆柱形，表面灰棕色或黄褐色，有环节。顶端有凹陷的茎基残留。秋季采挖，除去须根，洗净，晒干。

相传很久之前，在一个偏僻的小山村，有一对勤劳的老夫妇，养育了七个儿子和一个女儿。生活虽然清苦，但是儿女孝顺，父母慈爱，一家人过得幸福美满。

有一年，村里突然出现了一条大蟒蛇，大蟒蛇到处吞吃牲畜，甚至有的人家的小孩也未能幸免，村民们惶惶不可终日。老夫妇的七个儿子看到大蟒蛇在村里四处肆虐，便决心为民除害，结果不敌大蟒蛇全都葬身蟒腹。而他们唯一的女儿，看到七个哥哥都被大蟒蛇吃掉了，决定苦练武艺，为哥哥们报仇。小女儿擅长绣花，就将绣花针当成武器，在自己的衣服里藏入

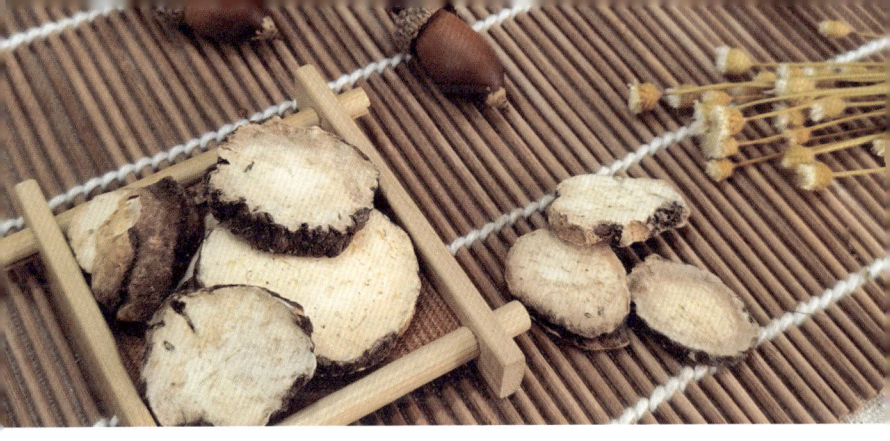

很多绣花针，前去与大蟒蛇搏斗。结果，小女儿不敌大蟒蛇也被一口吞吃入腹，但她衣服上有很多的绣花针，这些绣花针扎破大蟒蛇的身体，最终使危害一方的大蟒蛇魂归西天。小山村也终于恢复宁静美好。

失去儿女的老夫妇悲痛欲绝，他们经常在大蟒蛇葬身的地方徘徊。时隔不久，在大蟒蛇葬身之地长出一株植物，这株植物共有七片叶子，顶端还开着一朵黄绿色的花，十分神奇。大家虽然都不知道这株植物叫什么名字，但看到它的样子，再联想到为除蟒蛇而死去的兄妹，大家就把它叫作七叶一枝花。这对老夫妇把这株植物采回家，凡是被毒蛇咬伤的人，只要把它敷在伤口上就能解蛇毒。久而久之，这种植物便成了专治毒蛇咬伤的药材了。

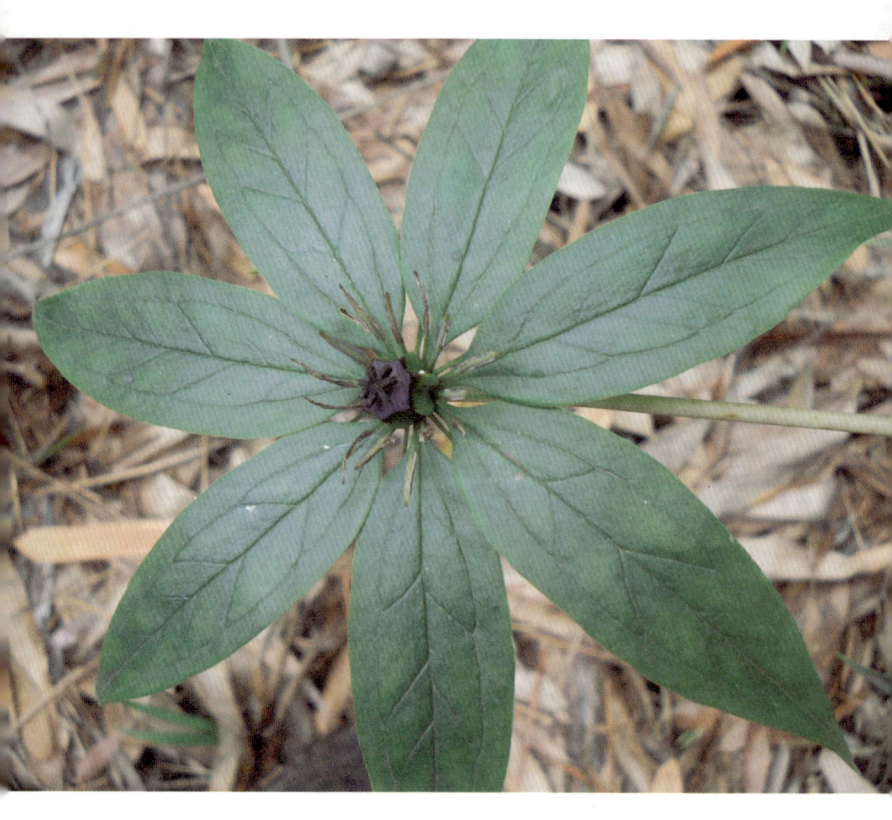

药用价值

性味：性微寒，味苦。

归经：归肝经。

功能主治：清热解毒、消肿止痛、凉肝定惊。有微毒，可用来治疗热毒病疮、水肿、腹水等病症，也对肝炎、肝硬化有辅助治疗的效果。但属凉性中药，不宜过量服用，尤其是体质虚寒者、脾胃虚弱者不宜食用。

川续断

川续断科植物川续断的根。呈扁圆柱形，有的微弯曲，表面黄褐色或灰褐色，有扭曲的纵皱纹及沟纹。秋季采挖，趁鲜切去根头及须根，用微火烘至半干，堆置"发汗"至内部变绿色时，再烘干。

相传有个江湖郎中，医术十分高明，常年奔走在各地给老百姓看病，走到哪都很受当地百姓爱戴。有一天，他来到一个小山村，正好遇到一个年轻人病危，昏迷不醒，家里人悲痛欲绝。郎中询问为何之前不去看病，家人说："之前曾到一个恶霸开的药铺去配了许多药，花了不少钱，但一点效果都没有。"郎中摸了摸年轻人的脉象，对家属说"有救"，然后打开随身带的药箱，从里面拿出两粒"还魂丹"给年轻人服下。没过多久，这个年轻人就醒了过来。这一家人非常感激郎中的救命之恩，并留他在家中住下。乡邻们听说了此事，纷纷向郎中求医问药。

　　这一切很快就传到当地恶霸的耳中，他把郎中请到家里，好酒好菜的招待，席上向郎中打听"还魂丹"的事，说可以和郎中合伙开药铺，大家一起赚钱。但郎中不为所动，拒绝了恶霸。恶霸心生恼怒，命手下的人乱棒将郎中打死。很快郎中就被打得晕了过去。他们以为郎中已经被打死了，就把郎中扔到山里去了。

　　过了一段时间之后，郎中醒过来，发现自己的双腿被打断，走不了路。这时，一个砍柴路过的年轻人发现了郎中，赶忙把郎中背到山坡上。郎中虚弱地指着不远处那些开紫色花、叶子

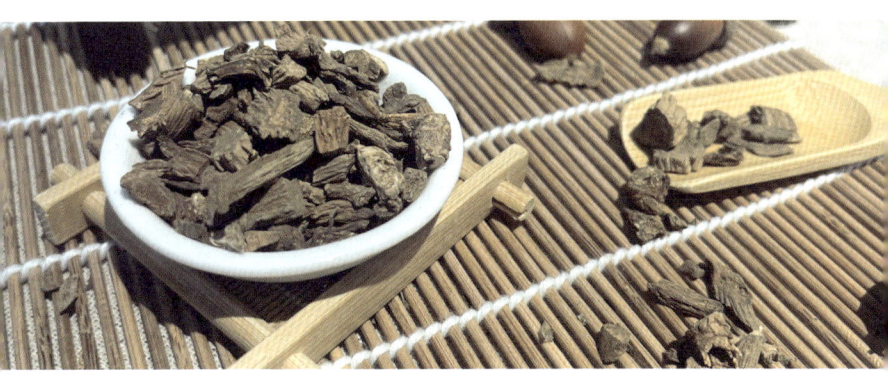

很像羽毛的植物，央求年轻人把他和这些植物一起带回家去。把郎中背回家中之后，年轻人每天把挖回来的植物煎药给郎中喝，几个月之后郎中的腿伤就好了。

郎中病好之后，对年轻人说："我要走了，不能再待在你家，不然恶霸发现了，会给你招来祸患。给我治腿伤的草药，你以后可以用它来治疗乡亲们。"年轻人按照郎中的嘱托，凡是乡邻有摔断腿的，都用这种草药治。人们见这种草药有接续断骨的作用，就把它叫作"续断"，又因其产地主要在四川，就称其为"川续断"了。

药用价值

性味：性微温，味苦、辛。

归经：归肝、肾经。

功能主治：补肝肾、强筋骨、续折伤、止崩漏。川续断的水煎液可以促进骨折断端血液循环，加速细胞再生，促进骨损伤的愈合，对跌打损伤、骨质疏松、骨折、骨坏死、骨质增生等有较好的疗效。

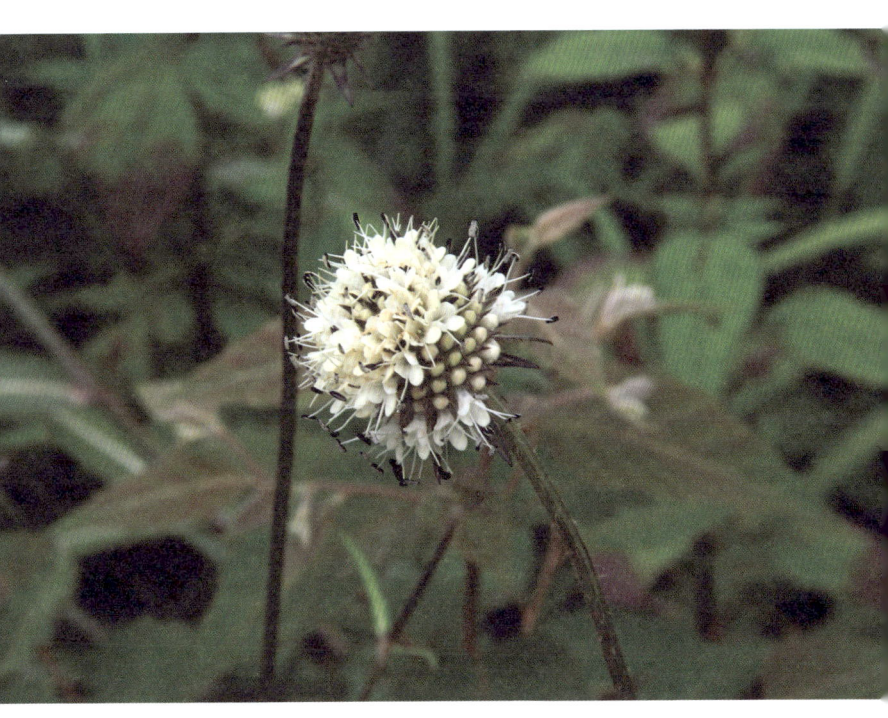

黄精

百合科植物滇黄精、黄精或多花黄精的干燥根茎。按形状不同，习称"大黄精""鸡头黄精""姜形黄精"。常在春、秋二季采挖，除去细小的须根，洗净，再置沸水中略烫或蒸至透心，最后再干燥。

古代的肺痨，相当于现在的肺结核，是一种可怕的传染病。在没有抗生素的年代，肺痨的死亡率相当高。

相传古时有一人患了肺痨，害怕传染给家人，又觉得自己活不久了，于是便逃到深山中躲了起来。带去的干粮吃完以后，他饿得实在受不了，便找到山中的一种野草，食其根果腹。谁知，吃了这草根以后，他非但没有死，身体反倒日益强壮起来。

后来，华佗经过此地，发现了这位"怪人"，便好奇地询

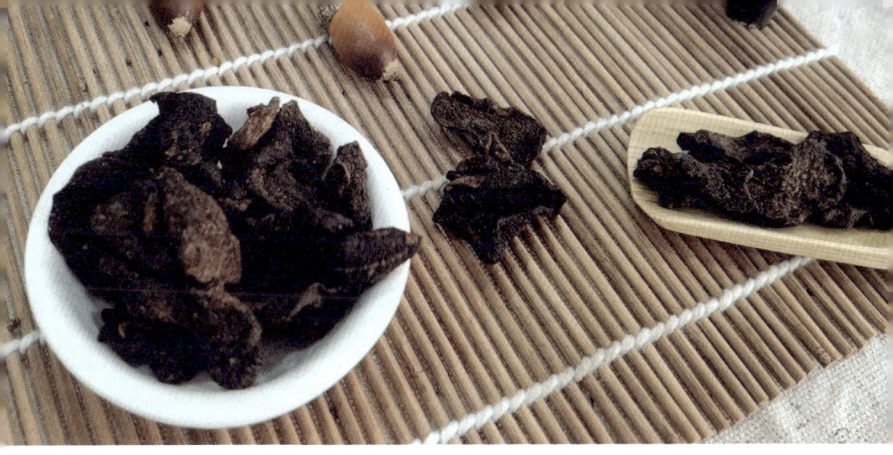

问这到底是哪种野草。这人便指向了一种开着绿花，叶子像竹叶，长着黄色根茎的小草。华佗激动地挖出小草，感叹道："真乃药中之精也！"于是，这种长着黄根的小草，便被称作"黄精"。

黄精在民间也称为"笔管菜"，可以作为一种野菜食用。人们把它的嫩叶采下来之后，洗干净，用开水烫后，凉拌或者炒着吃。而黄精的根茎，古代山里的人会将它挖出洗净，蒸了拿去晒干，如此重复九次，黄精的颜色便会加深，成为深褐色，味道甘甜。

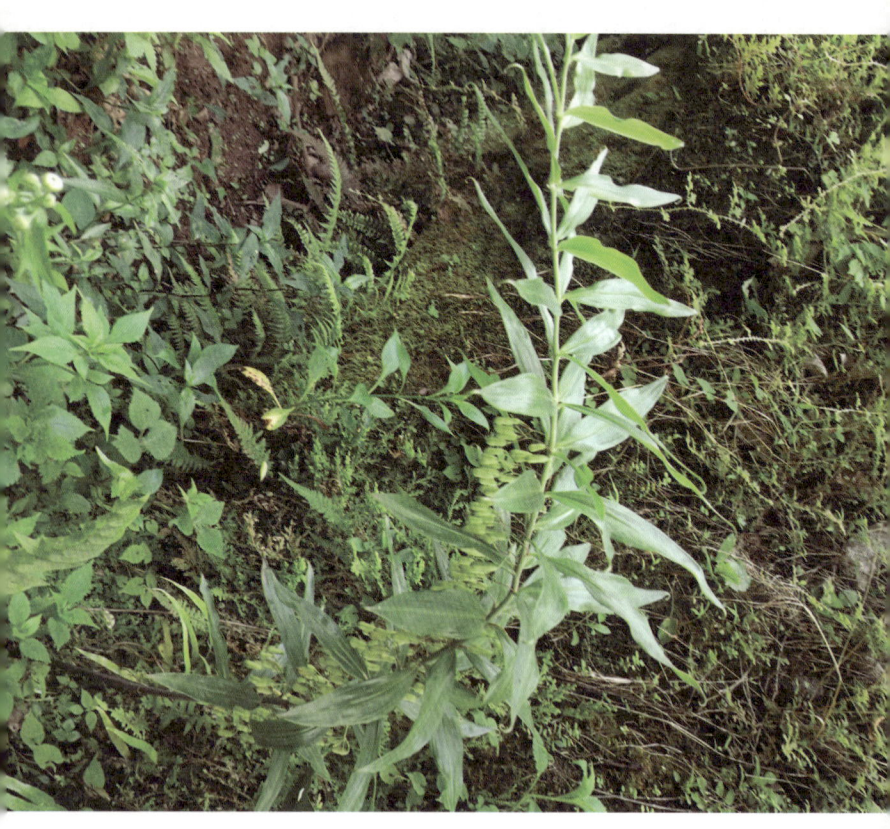

药用价值

性味：味甘，性平。

归经：归脾、肺、肾经。

功能主治：补气养阴、健脾、润肺、益肾。常用于治疗脾胃气虚、体倦乏力、口干食少、肺虚燥咳、腰膝酸软、须发早白、内热消渴等。

用黄精补虚，可以与很多补益类中药合用，比如沙参、枸杞、黄芪等，也可以单用这一味中药。黄精口服液，就是使用黄精单味药物制成的一种口服液制剂。

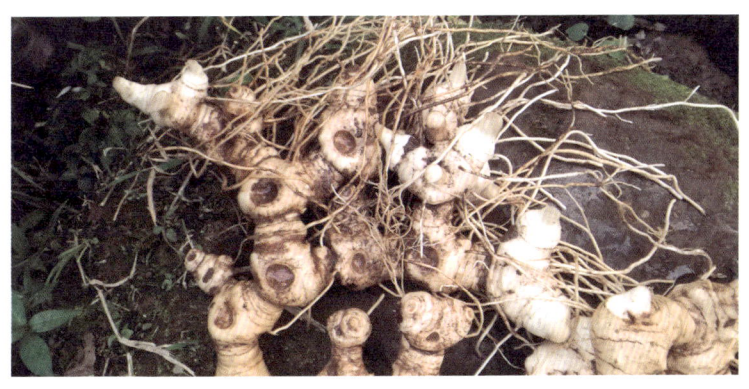

～ ～ 茜草

茜草科多年生藤本植物的根和根茎。常在春、秋二季采挖，除去泥沙，洗净，晒干即可。新疆产的茜草质量更佳。

相传，西汉年间，乌孙国国王昆莫请求汉武帝将一位公主嫁给他。汉武帝核选宗室之女后，选择了江都王的女儿——刘细君。刘细君远嫁异国他乡，终日思念亲人，忧心忡忡，于是便患上了月经病。汉武帝怜惜刘细君远嫁，便命人送了一些书籍给她，以慰其思乡之情。一日，刘细君在翻阅书籍时，无意中发现一味叫"茜草"的中药，可以通经行血，治疗月经不通。于是她便尝试着用茜草的根煎酒服用，仅一日，经水便通了。

茜草在民间也称为"血见愁"，叶片的形状像枣的形状，茎

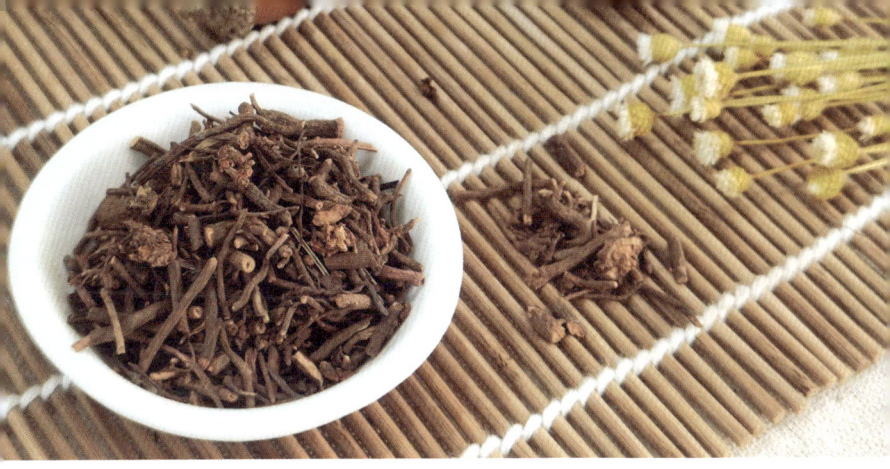

是方形的，开淡黄色的花，根是紫赤色，可以用来染布，染出来的布是红色的。"茜草"的名字，最早出自《汉官仪》，描述它用来染布的场景："染园出卮茜，供染御服。"明朝张时彻的《子夜四时歌》里也写道："拾得红茜草，归染石榴裙。"茜草的果实成熟以后红色的，可以食用。

药用价值

性味：性寒，味苦。

归经：归心、肝经，

功能主治：可凉血化瘀、止血通经。可治疗血热妄行的出血证、血瘀经闭、跌打损伤、风湿痹痛等。

何首乌

蓼科植物何首乌的块根。常于秋后茎叶枯萎时或次年未萌芽之前采收。何首乌有两个炮制品种：若削去两端，洗净，切片后直接干燥，称为生首乌；若以黑豆煮汁后，与何首乌混合后再蒸，晒后，颜色会变黑，称为制首乌。

明朝初年，大将军常遇春奉命攻打徐州时，中了元军的"空城计"，被困在城中。不久元军又引水围城，想待常遇春粮绝之时便可不战而胜。果然，不过半月，常遇春粮草殆尽，只能杀战马以充饥。又过半月，军中战马也所剩无几，战士们食不果腹，个个饥饿难耐，面黄肌瘦。

一日，常遇春照常巡军，看见将士中有一个小战士精神十足，面色红润。常遇春很奇怪地询问原因。小战士不好意思地从怀里掏出一块像红薯的东西，说："我吃不惯马肉，便想着去挖草根充饥。谁知这东西不仅可充饥，吃了以后还更有力气了！"常遇春接过"红薯"，大喜过望，便问："哪里能寻得此草根呢？"小战士说："城中随处可见。"

于是，靠着"红薯"的帮助，常遇春终于等来援军。援军将元军击溃后，打开城门本以为会饿殍遍野，没想到看到的却是一支身强体壮的军队。从此，"红薯"的奇效便传开了。而最

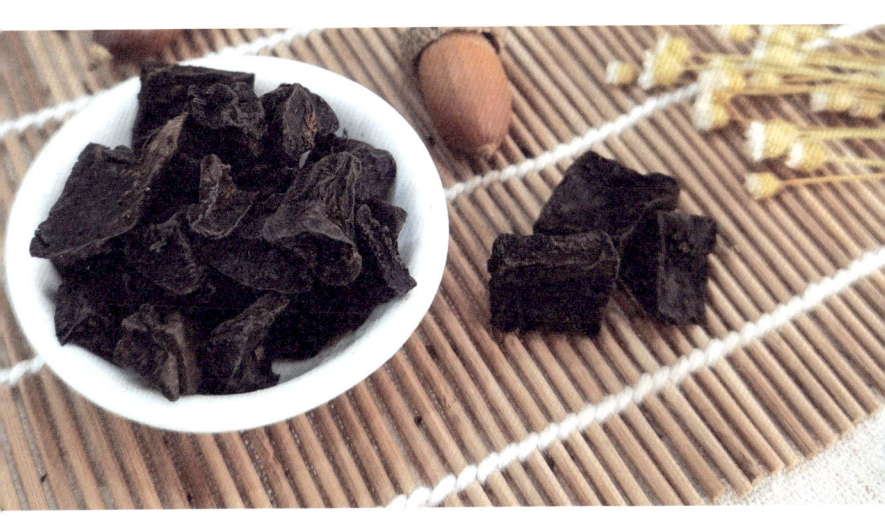

先吃它的小战士，名字就叫何首乌，人们也用这个名字来命名这立下大功的草根。

药用价值

性味：性微温，味苦、甘、涩。

归经：归肝、肾经。

功能主治：生首乌解毒、截疟、润肠通便。用于治疗久疟、痈疽、瘰疬、肠燥便秘。制首乌则可补肝肾、益精血、乌须发，用于治疗精血亏虚、头晕眼花、须发早白、腰膝酸软。现代，人们还将何首乌做成洗发水，认为用它来洗头可以让头发更加乌黑。

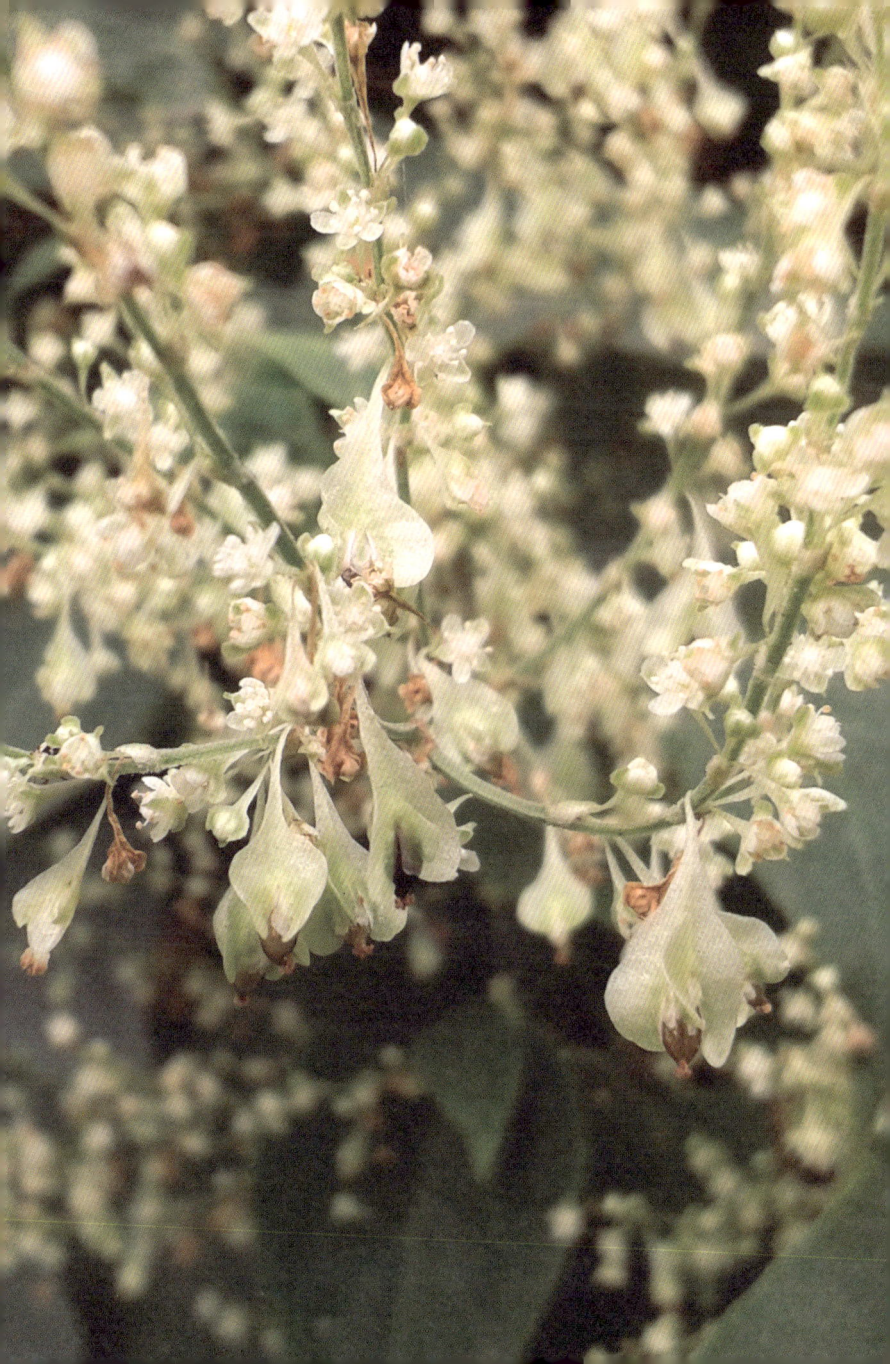

香附

莎草科植物莎草的干燥根茎。常于秋季采挖，于火上燎去毛须，再置于沸水中略煮或蒸透后晒干，也可火燎后直接晒干。为了提高疗效，香附使用前还可用酒或者醋进行炮制，称为酒香附或醋香附。

相传很久以前，在砀郡（战国末年及秦朝时设置的郡）有个姑娘叫索索，生得美丽，而且心地善良。有一年，砀郡大旱，十月无雨，土地龟裂，农田颗粒无收。索索迫于生计，嫁到黄河边的茅庄。

嫁过去没多久，茅庄就闹瘟疫，大人小孩无不胸闷腹痛，仅有一人例外。这人便是索索的丈夫。众人便问索索的丈夫，到底怎么回事。丈夫回忆起来，自从娶了索索以后，总是隐隐闻到她身上有股香气，便断定这是抵抗瘟疫的奥秘。于是他便

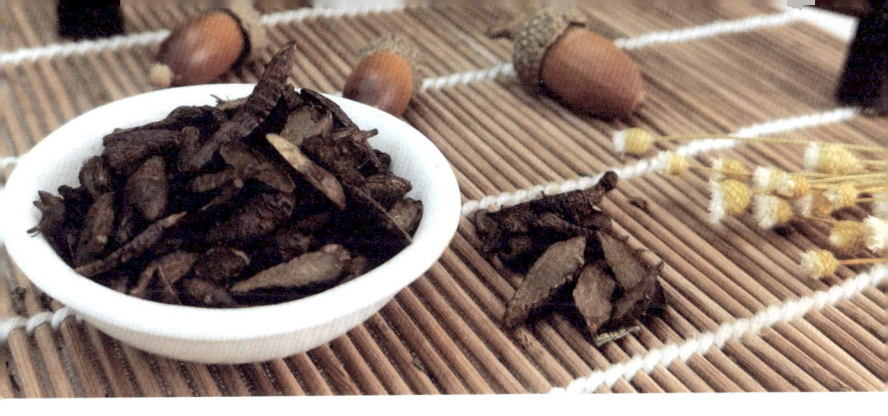

让索索每日外出给众人治病，不几天，全村人又都露出了笑脸。

一天，庄户人家闲着没事，又说起索索看病的事来，流言传到索索丈夫耳朵里，竟变得非常不堪。索索丈夫心中愤恨不已，终于在一个夜晚，杀害了索索，并用秫秸捆着埋在河边。

不几天，索索的坟头上长出几缕绿油油的小草，窄长的叶片，开出不起眼的小花，散发出阵阵幽香。丈夫知道后，把索索的尸骨挖出来后，再次深埋。谁知过了一段时间，小草竟又冒了出来。丈夫便将索索的尸骨埋得更深。但是，这小草竟然越长越旺，越挖越多。当时乱传谣言的人们看到这生生不息的小草，感受到了索索的冤屈，终于害怕了，纷纷承认冤枉了索索。

这小草的根，现在叫香附，长得像一个小纺锤。当地人仍叫它"索索草"，也许是想向索索表达他们的歉意吧！

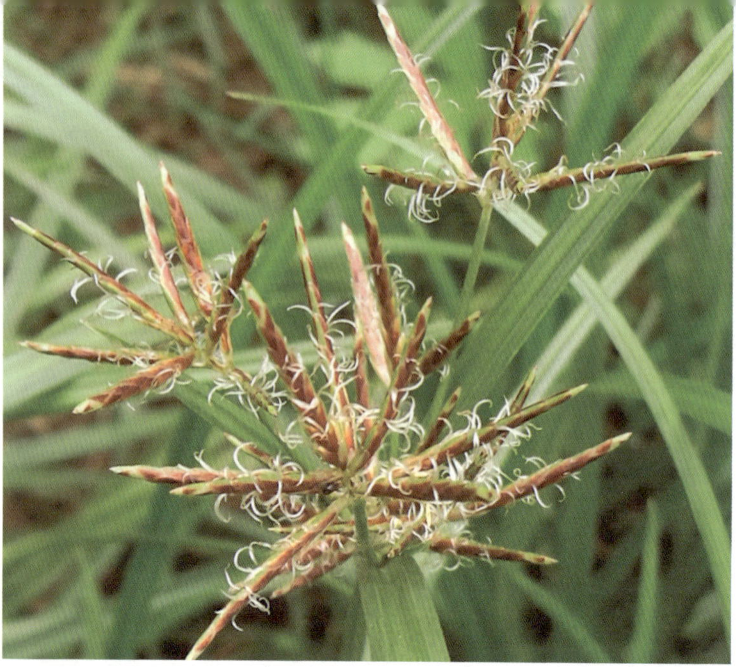

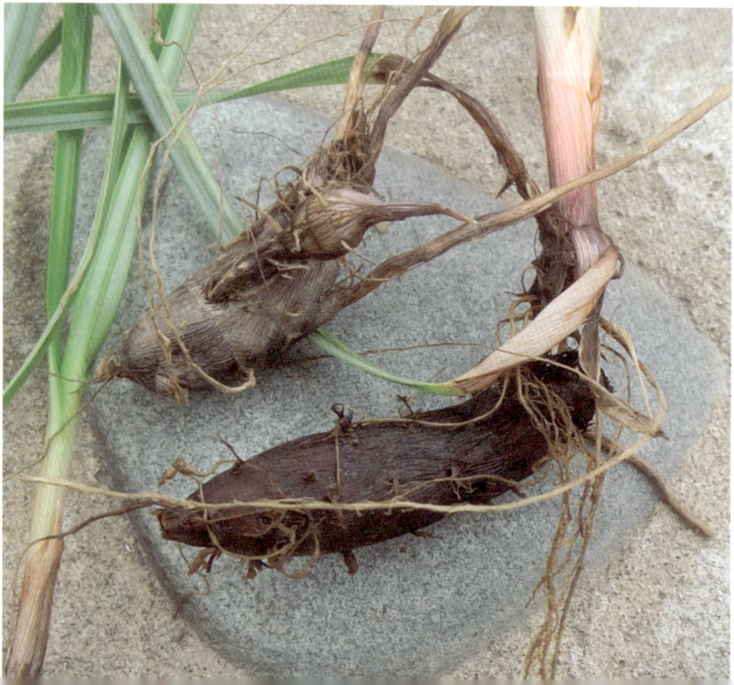

药用价值

性味：性温，味辛、微苦。

归经：归肝、脾、三焦经。

功能主治：疏肝解郁、调经止痛、理气调中。《本草备要》赞香附可"主一切气"，《本草纲目》也言其可"利三焦，解六郁，消饮食积聚，痰饮痞满"，可以用于"诸痛，痈疽疮疡，吐血，下血，尿血，妇人非经期阴道大量流血、白带过多，月候不调，胎前产后百病"。现在，香附常被用来治疗肝郁气滞所导致的胁痛、腹痛，以及妇女月经不调、痛经、乳房胀痛等。因为香附具有很好的行气作用，也常常被用于妇科，被誉为"气病之总司，女科之主帅"。

石菖蒲

天南星科植物，常生长于山洞泉流附近或泉流的水石间，入药的部位是它的根茎。常于秋、冬二季采挖，除去须根及泥沙，晒干。石菖蒲气味清香。在端午时节，我国很多地方都有悬挂石菖蒲以祛邪保平安的习俗。石菖蒲生命力十分顽强，叶青翠纤长，根茎苍劲多节，很多文人写诗赞美它。

古代志怪小说集《神仙传》里记载了这样一个故事：汉武帝刘彻夜上嵩山时，见到了一个神仙，身高六七米，两只耳朵一直垂到肩上。刘彻向他行礼，并恭敬地询问他是谁。仙人回答说："我是九嶷山的山神，听说这山中的石缝里长着石菖蒲，一寸长（一寸约等于3厘米）的茎上就长了九个节，人称'九节菖蒲'。若是常服此药，可长生不老，所以我前来寻找。"说到这里，仙人忽然就消失了。

汉武帝回来后，便对他的侍臣们说："这一定是仙人来提醒我，让我吃石菖蒲啊！"于是便命人采来石菖蒲服用。坚持服用两年以后，汉武帝反倒觉得心中像堵了一团棉花似的痞闷不快，于是便停止服用了。而随行的侍臣们也跟着服用石菖蒲，但都不能坚持下来。只有一个名叫王兴闻的人坚持一直服用石菖浦，后来便得道长生了。

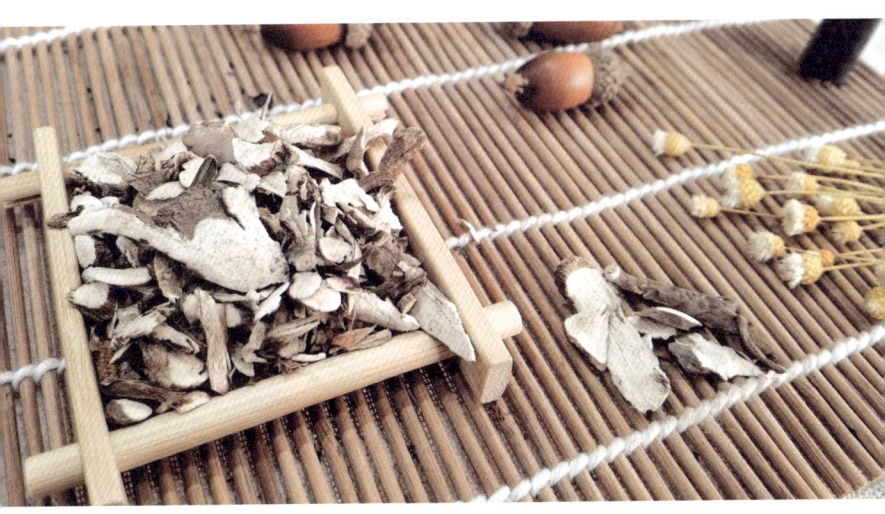

南宋大诗人陆游对石菖蒲赞誉有加，因为这药治好了当时他妻子唐婉的尿频症。为此，他还专门写了一首名为"菖蒲"的诗："雁山菖蒲昆山石，陈叟持来慰幽寂。寸根蹙密九节瘦，一拳突兀千金直。"

药用价值

性味：性微温，味辛、苦。

归经：入心、肝、脾经。

功能主治：芳香化湿、开窍豁痰、醒神益智。常用于湿阻中焦、不思饮食、胃及小腹胀闷疼痛、神昏癫痫、健忘耳聋的治疗。

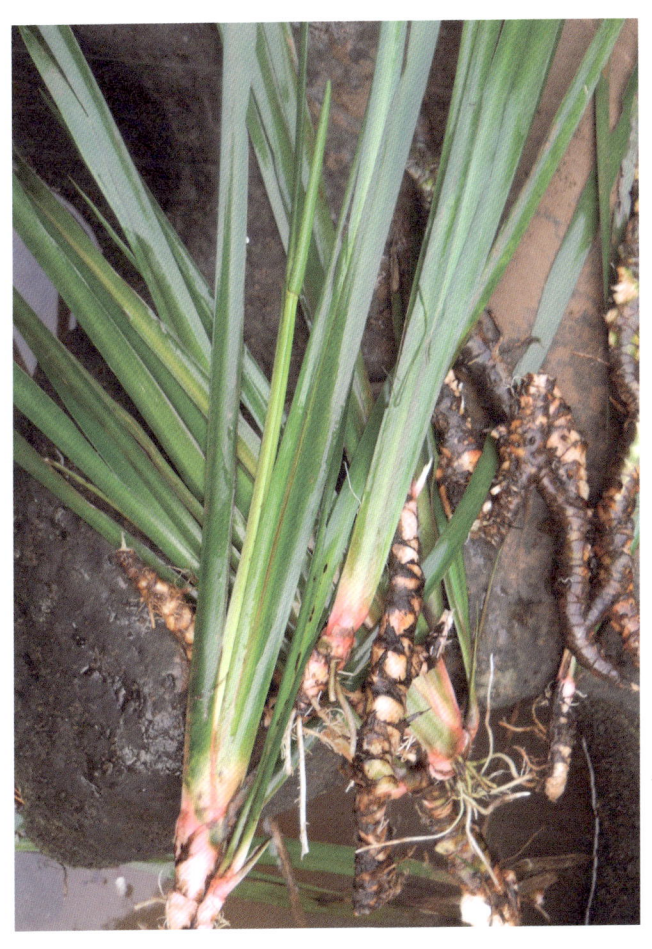

天南星

药用的天南星为天南星科植物天南星、异叶天南星或东北天南星的干燥块茎。

据《本草纲目》记载：天南星，也就是本草虎掌。古代方剂中多用"虎掌"这个名字，而不是天南星。天南星最早出现在唐朝人的中风痰毒方中，后人沿用，就有了这个名字。叫天南星为虎掌是因为其叶形状像虎掌。据说李时珍撰写《本草纲目》这本"中药宝典"，还与"虎掌"这味药有关呢！

一天傍晚，出诊一天的李时珍刚要休息，邻村的庞大大匆匆跑来请他去救妻子一命。李时珍当即忘却疲累，背起药箱赶到庞家。原来庞妻前一天早上感到不适，找大夫开了药方。哪想服药后，却昏昏沉沉躺在床上不省人事了。

李时珍仔细验看药方，觉得没什么错处。他又让庞大大

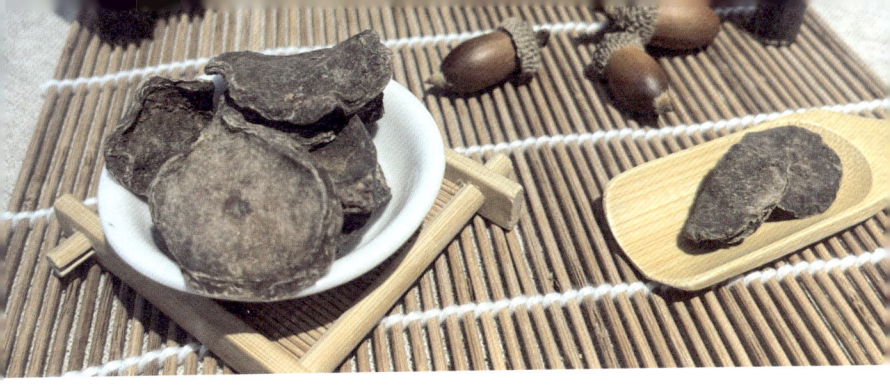

　　取来了药罐，一味味核对。他突然发现了问题，药渣中有一味"虎掌"，这是药方上没有的，而方子上开的"漏篮子"，药渣中却没有。虎掌有大毒，服下去必然有反应。

　　听说药铺配错了药，庞大大生气不已，要去找药铺老板算账。李时珍一把拉住他，劝说道："这件事责任不能全怪药铺老板。有一本药书上说'漏篮子又名虎掌'，药铺老板大概据此抓的药。"说着，他又开了药方，为庞妻解除了危险。

　　回家后，李时珍心情久久平静不下来。他读过许多记载药物的书，多次发现记载中有错误，也听说过大夫或药铺因依据书中错误而贻误人命的。这天晚上，他翻来覆去睡不着，想到旧药书已几百年没修过了，再继续下去，悲惨的事还不知有多少。于是，他立下志愿：重修旧药书，纠正古代流传下来的药品、品种、产地等错误，补充民间现存的精华，造福后人。

药用价值

性味：性温，味辛、苦。

归经：归肺、肝、脾经。

功能主治：散结消肿。可外用治疗痈肿、蛇虫咬伤。伤筋正骨酊、强筋壮骨片等多种制剂的处方中均有天南星这味药材。

需要注意的是，天南星具有毒性，可致舌、喉发痒而灼热、肿大，严重的可致窒息。中毒轻者可服稀醋或鞣酸，及浓茶、蛋清、甘草水、姜汤等解之；如呼吸困难则给氧气，必要时将气管切开。临床上内服时常用制天南星（天南星炮制品）。

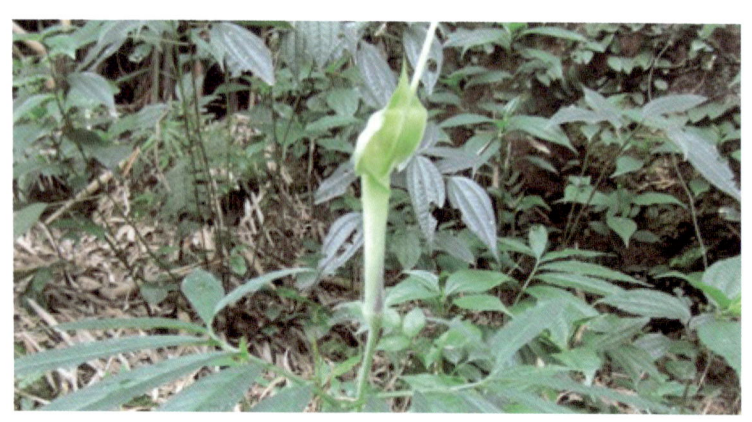

果落药成·

果实、种子类

苍耳子

菊科植物苍耳的干燥成熟带总苞的果实。本品呈纺锤形或卵圆形，表面黄棕色或黄绿色，全体有钩刺。秋季果实成熟时采收，干燥，除梗、叶等杂质。

相传明朝时期，黄河一岸的河西村中人人患有一种鼻病，白日劳作则轻，夜间静坐则重，侧卧时只通上侧鼻腔，且多涕恼人，除此之外，时常头疼头昏。村中一郎中称此病为"囔囔鼻"，需苍耳子医治。苍耳子虽为野草，但偏偏河西一带不曾见过，一位百岁老人提到黄河另一岸的河东村野里可见。然而，黄河湍急，无桥无船，村民思虑良久，决定叫擅长游泳的狗前去借苍耳。

村中两狗，一母一子，听罢村民请求，狗妈妈率先跳进黄河，小黑狗紧随其后。母子俩奋力游向对岸，在对岸野地里各

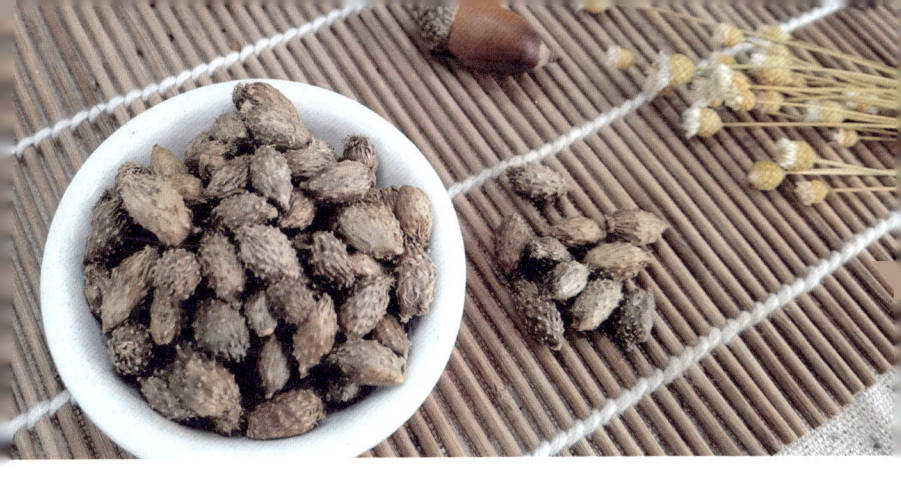

滚一圈，身上沾满了苍耳子，接着便返程。不料此时突作狂风暴雨，黄河巨浪掀起，将至岸边时，小黑狗突然脱力，狗妈妈用力将小狗顶上岸后，却见大浪涌来，被卷走不见。

　　幸运的是小黑狗顺利带回了苍耳子，并且药效显著，村民们的鼻病很快痊愈。苍耳子在河西村种植后，长势很好，药效也极强，名声渐起，前来购买的药商络绎不绝，给河西村带来了财富。因此，东西两村开始修桥通船。为了感谢河东村的借种，河西村将"囔囔鼻"的治病良方回馈给河东村的村民。

　　东西两村为了感谢两只黑狗的忠诚与奉献，都有了新粮第一碗给狗，第二碗敬神明的习俗。

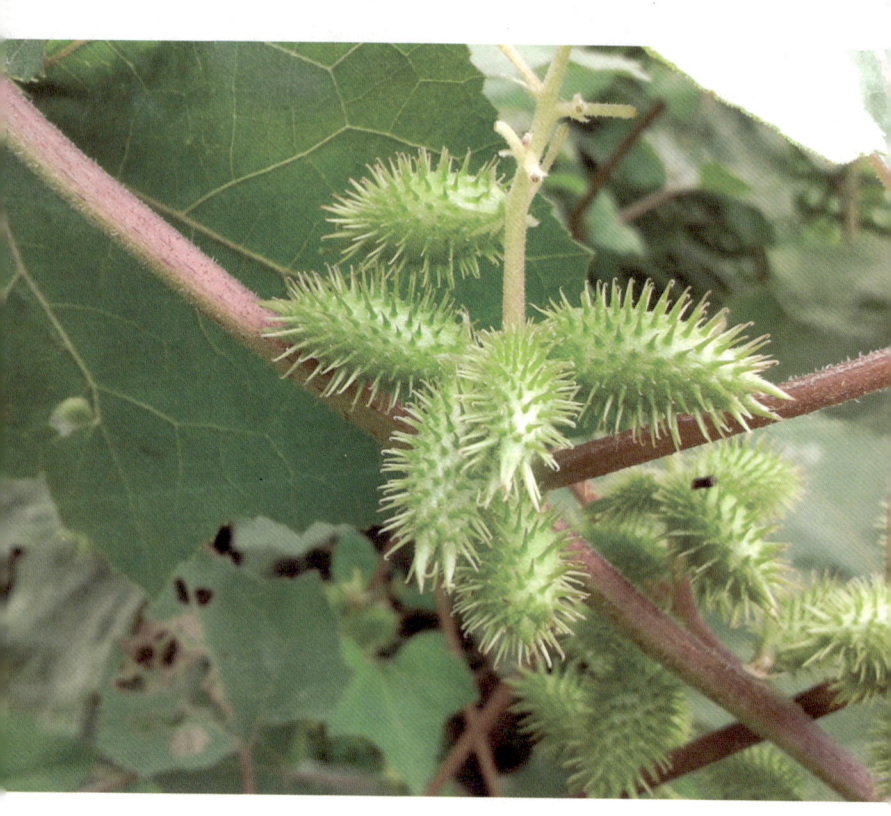

药用价值

性味：性温，味辛、苦。

归经：归肺经。

功能主治：散风寒、通鼻窍、祛风湿。用于风寒头痛、鼻塞流涕、鼻衄、鼻渊、风疹瘙痒、湿痹拘挛的治疗。常与白芷、薄荷、辛夷花、葱白、细茶等药材配伍，谓之苍耳子散，发挥其祛风散寒、通利鼻窍的功效，若有其他症状，再以此方为基础加减不同药物。目前复方常见散剂、丸剂等。

牛蒡子

又称恶实，是菊科二年生草本植物牛蒡的干燥成熟果实。果实呈长倒卵形，略扁，微弯曲。秋天果实成熟时采收，晒干后将果实打下，除去杂质，再次晒干。

传说唐朝时期，有位先生年少时科举屡屡失败，于是办了一个私塾学堂，带几十个学生读书习字，学生们学得不亦乐乎。

一年春天，先生偶然发现一个学生的腮帮子又红又肿，严重得连眼睛都睁不开。先生怕学生患了什么大病，便匆匆忙忙地去请当地的一位大夫来看病。大夫带着他的小徒弟来到私塾，看过得病的学生后说道："这是大头瘟（一种热性传染病，即现代的流行性腮腺炎），会传染。"

先生吓了一跳，着急地问道："这可怎么办呀？大夫，请您快快想个法子，救救他们吧。"大夫气定神闲地说："莫急，莫急，我已经让小徒弟回药房取牛蒡子了，你把牛蒡子熬水让学生们喝下，过几天就没事了。"先生感激涕零地说："太感谢了。"大夫回道说："不用客气。"先生随后将小徒弟带来的牛蒡子煮水，让学生们都喝下，患病的多喝，没患病的就少喝，结果没几天，之前得大头瘟的学生就痊愈了，其他学生也都没有再出现症状。

大夫回去后，小徒弟困惑不解地问："为何会突然流行大头瘟呢？"大夫说："去年冬天可是过了个暖冬呢。大家没注意防

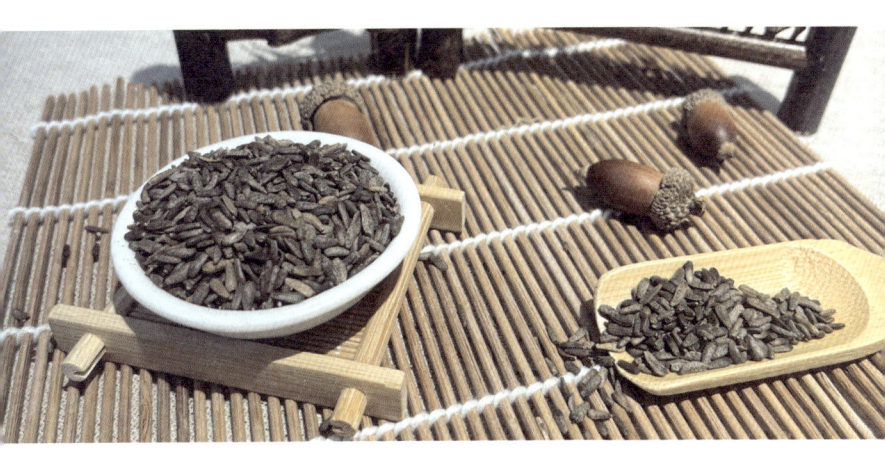

护，春天就容易得病了。"《黄帝内经》中曾提到"冬不藏精，春必病温"，冬天没注意顾护精气，等到温暖多风的春季，风热侵体，便易患大头瘟。

药用价值

性味：性寒，味辛、苦。

归经：归肺、胃经。

功能主治：疏散风热、宣肺透疹、解毒利咽。用于治疗风热感冒、咳嗽痰多、麻疹、风疹、咽喉肿痛、痄腮、丹毒、痈肿疮毒等。多用于治疗风热感冒、温病初起、麻疹不透、痈肿疮毒，常配合其他药物制成各种剂型的中成药。目前销售的有清热解毒、疏风利咽的清咽利膈丸、金嗓开音丸，辛凉解表、清热解毒的银翘散、银翘解毒片等。

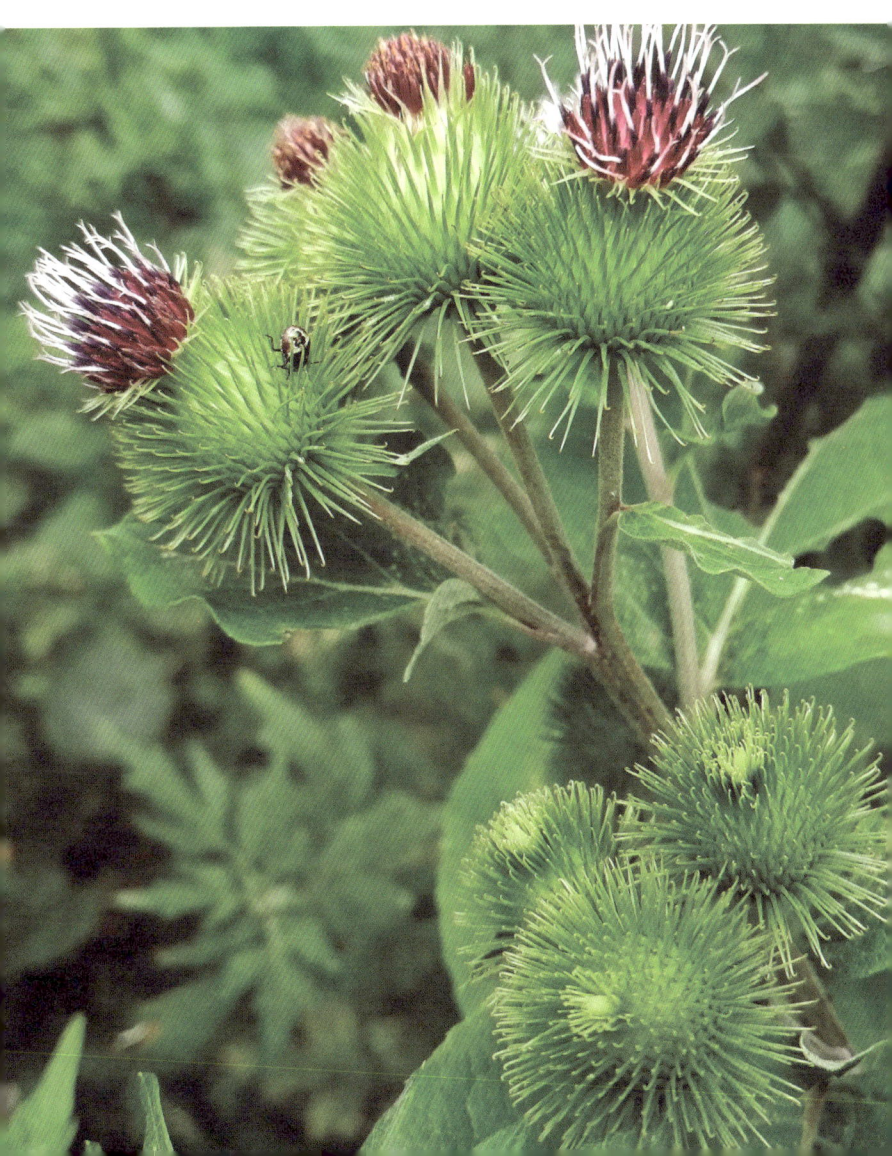

瓜蒌

葫芦科植物栝楼或双边栝楼的干燥成熟果实，呈类球形或宽椭圆形，内表面黄白色，有红黄色丝络。秋季果实成熟时，连果梗剪下，置通风处阴干。

在江南的一座高山深处，常年云雾缭绕，有位樵夫常常进这座山砍柴。一天中午，他砍完柴，又累又渴，循着泉水的声音，找到一个山洞，那里有几棵高大的老树，泉水从洞口流出。

樵夫放下柴，喝了口泉水，在树荫下睡着了。睡得迷迷糊糊之际，他隐约看见两个老人坐在对面的树下，一个长着白胡子，一个长着黑胡子。樵夫心想，深山里怎么会有人呢？他们是不是隐士高人？于是他就静静地听他们聊天。黑胡子老头说："今年我们洞里结了一对大金瓜！"白胡子老头说："小声点儿，万一被人偷听到，就把那宝贝偷走了。"黑胡子老头说："怕什

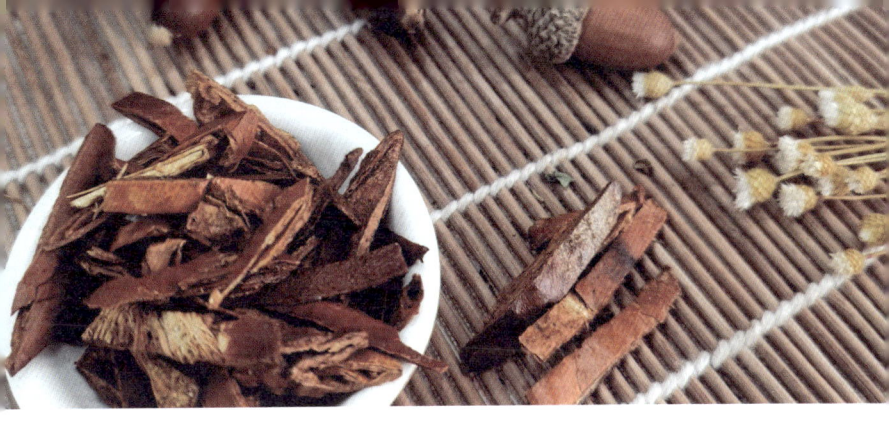

么？其他人即使听见了，也进不了山洞！除非十月初十午时三刻，站在这儿念一句'天门开，地门开，摘金瓜的主人要进来！'"白胡子老头连忙打断他说："少说几句，咱们还是先回去吧，等金瓜成熟后再来采摘。"

樵夫等两人离开后也悄悄回了家，不过，他还牢牢记着那几句话，总想试试当时听来的话灵不灵。农历十月初十这天，樵夫又来到山上，待到午时三刻，便走到洞口，嘴里念道："天门开，地门开，摘金瓜的主人要进来！"只听"咣"的一声，真有一扇石门在面前打开。樵夫连忙走进去，看见里面长着一架碧绿的青藤，上边结着一对金瓜。他十分欣喜，用柴刀把金瓜砍下来，捧在手中，一口气跑回了家。可谁知到家仔细一看，这哪里是金瓜呀，不过是两个普普通通的瓜。

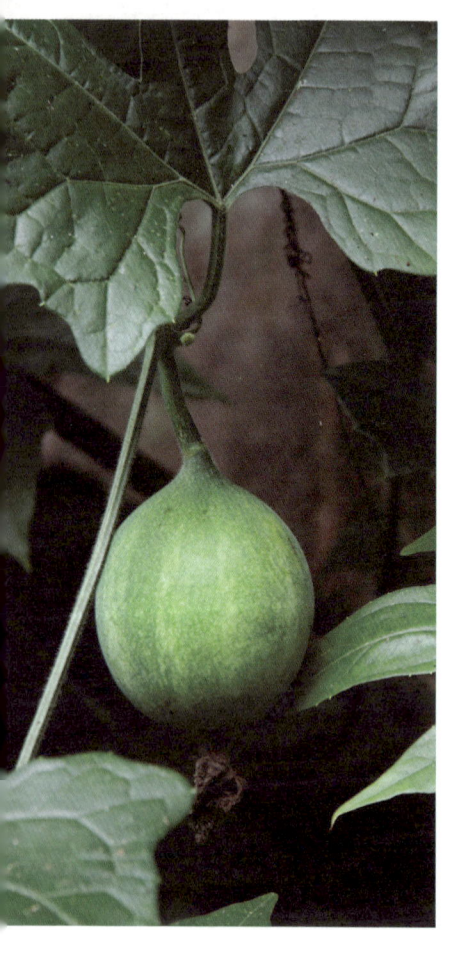

　樵夫以为上了当，就把它们扔到一边。过了些日子，樵夫上山砍柴，又来到那个山洞外的树荫下歇息。刚闭上眼，那两个长胡子的老人又到大树底下来了，白胡子老头埋怨道："都怪你多嘴，洞里的金瓜被人偷走了。"黑胡子老头说："怕什么，他偷去也没用，又不是真金的瓜。"白胡子老头说："怎么没用？那可是名贵的药材呀，比金子还贵重呢。"黑胡子老头说："那非得把它晒得皮色橙红，才有润肺、清热的作用呢。"

　樵夫听后大喜，待两人走后急忙回家找到那两个瓜。可是，瓜全烂了，于是樵夫便掏出瓜籽，第二年春天把它们全都种在院子里。几年后，当年种下的瓜籽结出一大片金瓜，樵夫便将成熟的金瓜全部摘下后晒干，给那些长年咳嗽痰喘的患者服用。患者吃了这种金瓜后，果然一个个都好了。

人们无不称奇，并纷纷议论着该给这种瓜起个什么名才好。樵夫想到这种瓜的藤茎需要爬架上才能在高处结瓜，所以就给它取名叫"瓜楼"，渐渐地便演变成"瓜蒌"和"栝楼"了。

药用价值

性味：性寒，味甘、微苦。

归经：归肺、胃、大肠经。

功能主治：清热涤痰、宽胸散结、润燥滑肠。用于治疗肺热咳嗽、痰浊黄稠、胸痹心痛、结胸痞满、乳痈、肺痈、肠痈、大便秘结。常与黄芩、胆南星、枳实配伍，谓之清气化痰丸，用于治疗痰热。为了便于服用，常以此方为基础，配合其他药物制成各种剂型的中成药，目前销售的有儿童清肺口服液、风热清口服液、蛤蚧定喘胶囊、小儿咳喘灵口服液等。

佛手

芸香科植物佛手的干燥果实。秋季果实尚未变黄或变黄时采收，纵切成薄片，晒干或低温干燥。

相传，在很久很久以前，四川泸州合江的一座深山脚下，居住着一对相依为命的母子。母亲因为年老体弱，时常感到胸腹胀闷，身体不适。儿子是个极其孝顺的年轻人，他每天不辞辛劳地照料着母亲，四处奔波求医问药，希望母亲的病情能够得到改善。然而，虽然他竭尽全力，母亲的病情却始终没有显著的好转。

一天，母子俩听闻山上有一座古老的寺庙，据说那里的观音菩萨非常灵验。于是，他们怀着虔诚的心，踏上了前往寺庙的路途。寺庙内香烟缭绕，庄严肃穆，母子俩跪在观音菩萨像前，一遍又一遍地诉说着母亲的病情，祈求菩萨的庇佑。他们

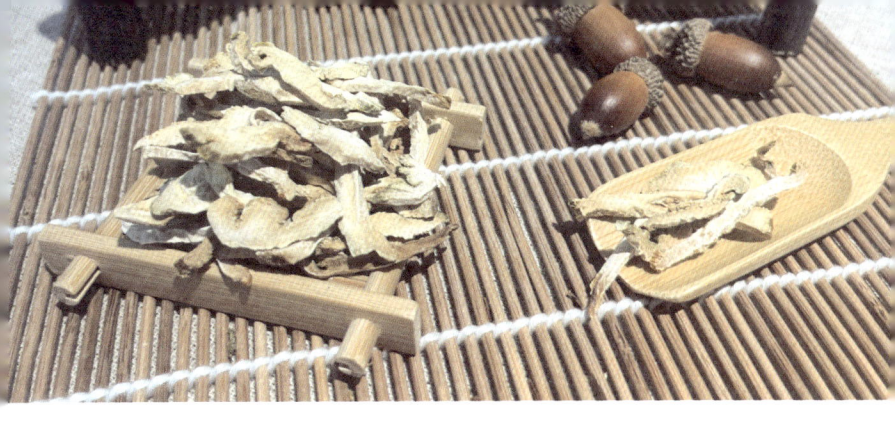

　　的诚心感动了寺里的和尚，和尚便邀请他们在寺庙中小住，以便更好地照顾母亲。

　　在寺庙小住的日子里，母亲的病情竟然奇迹般地得到缓解。经过询问，儿子得知这得益于寺庙中每天提供的一种养生茶。这种茶具有独特的清香，对母亲的病情起到很好的缓解作用。儿子非常感激，便请和尚带自己去看用来制作养生茶的植物。

　　在寺庙的某个角落，儿子看到了一株形态奇特的植物。它的叶片宽大，宛如人的手掌一般，指尖微微弯曲，仿佛在向人们展示着慈悲与智慧。在阳光的照耀下，这株植物闪烁着金黄色的光芒，散发出淡淡的清香。和尚告诉儿子，这株植物因为生长在寺庙之中，又形似佛陀的手掌，所以被人们称为"佛手"。

儿子对佛手的神奇效果惊叹不已，决定将其种植到家乡，让更多的人受益。他小心翼翼地将佛手苗带回家乡，精心照料。不久之后，佛手苗便苗壮成长，结出一个个金黄色的佛手。这些佛手不仅具有观赏价值，还具有药用价值，能够缓解胸腹胀闷等症状。

随着时间的推移，佛手的名声渐渐传遍附近的乡村和小镇。人们纷纷前来求医问药，希望能够得到佛手的庇护。而寺庙作为佛手的来源地，也被众人所熟知。寺庙中种植的佛手成为一道独特的景观，每年都吸引着大量的香客前来参观和朝拜。

药用价值

性味：性温，味辛、苦、酸。

归经：归肝、脾、胃、肺经。

功能主治：疏肝理气、和胃止痛、燥湿化痰。用于治疗肝胃气滞、胸胁胀痛、胃脘痞满、食少呕吐、咳嗽痰多。常与黄芪、枸杞等多种中药配伍，谓之佛手丹，可以用来治疗肺虚、气短、咳嗽、痰多等症状。

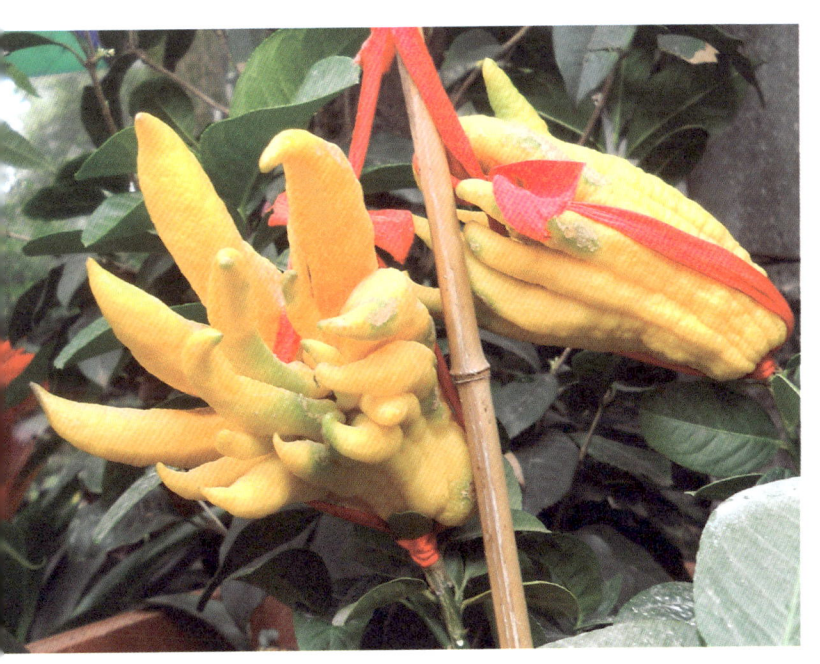

枳壳

芸香科植物酸橙及其栽培变种的未成熟干燥果实。7月果皮尚绿时采收，自中部横切为两半，晒干或低温干燥。枳壳呈半球形，外果皮棕褐色至褐色，切面中果皮黄白色，汁囊干缩呈棕色至棕褐色，内藏种子。气清香，味苦、微酸。

相传很久以前，南方有一户人家，家里的奶奶溺爱孙子，对他百般娇惯，有了好东西都先紧着孩子吃，还不停劝孩子多吃点。慢慢地，男孩长成一个小胖子。时间长了，小胖子觉得自己时常胸闷，胃里也胀胀的。家里人很着急，但又束手无策。正巧村中来了一位游历四方的郎中，那家人忙请他到家中为小胖子诊治。

郎中看小胖子连行动都吃力，便拿出几粒种子，对他道：

"橘生淮南则为橘，橘生淮北则为枳。这是我从北边带来的枳的果实，你拿回去煮水喝，可以治好你的身体。吃完后将种子种上，以后再出现类似的情况，你们还能再次使用。"

　　小胖子将郎中给的果实剥开，取出种子种下，壳晒干。晒干后，小胖子用它的壳儿煮水喝了几天后，放了好多大臭屁，胸口的大石头像掉下去一般，胃里也不胀了，一下就舒服多了。从此以后，附近的人们一旦胸闷胃胀，就来采些果子回去，用壳煮水喝，效果极好。因为用的是枳子的果壳，就把它称为"枳壳"。

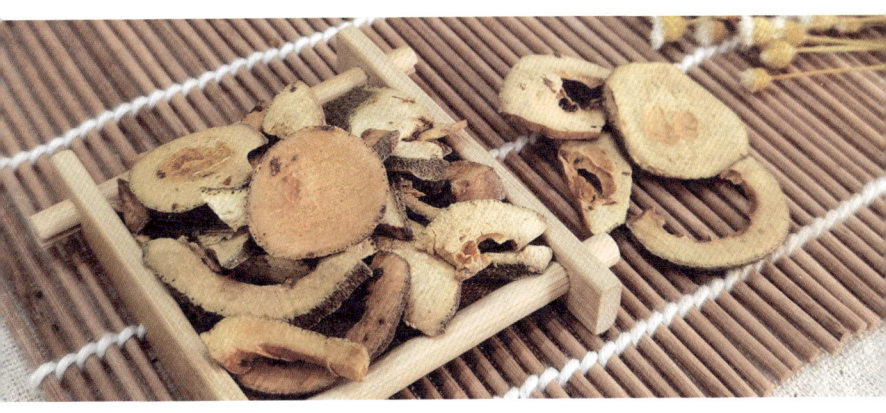

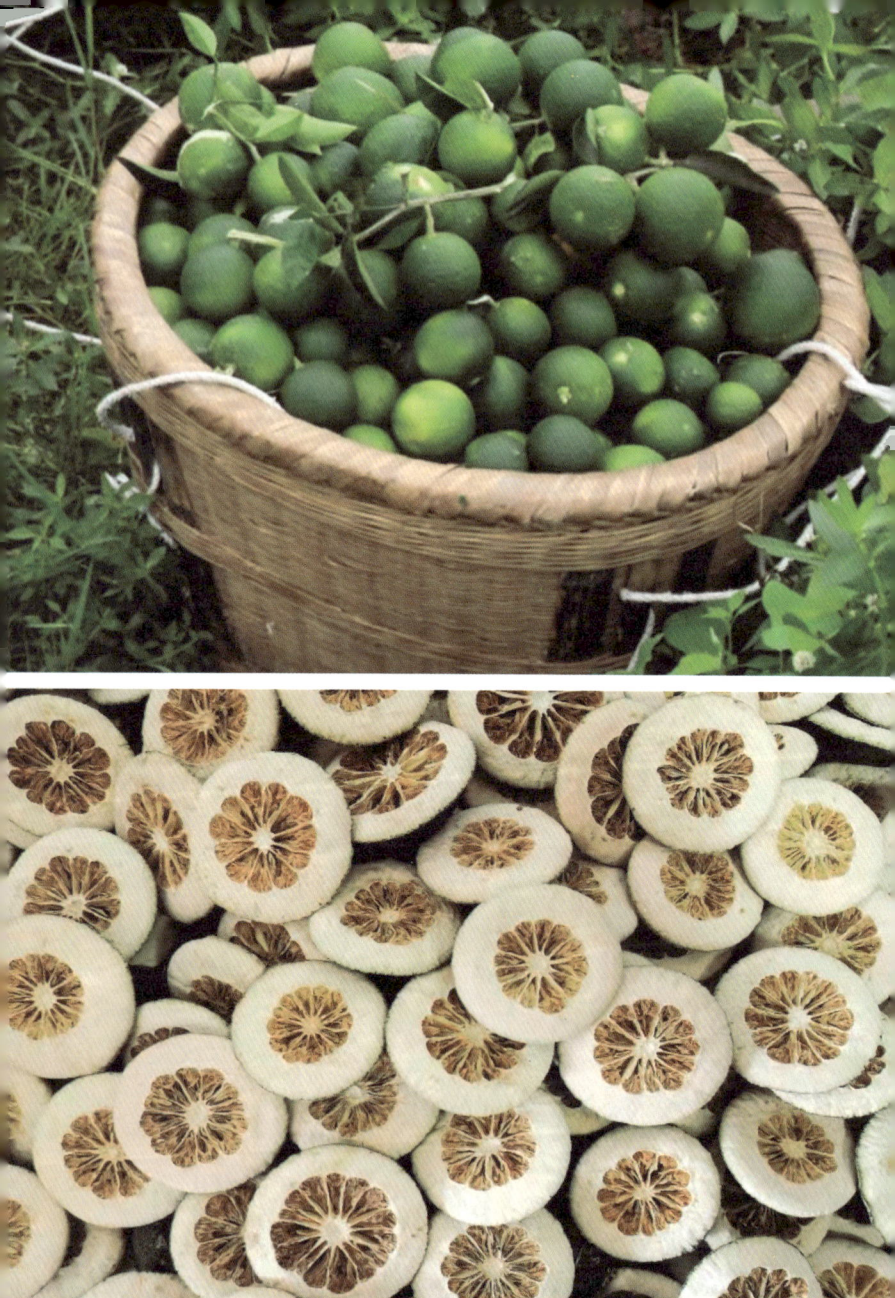

药用价值

性味：性微寒，味苦、辛、酸。

归经：归脾、胃经。

功能主治：理气宽中、行滞消胀。用于治疗胸胁气滞、胀满疼痛、食积不化、痰饮内停、脏器下垂等。枳壳可有效缓解胀满疼痛、食积不化等症状，还有收缩血管、升高血压的作用。

需要注意的是，枳壳药力较强，有耗气的弊端，不宜大量久服，脾胃虚弱者不宜服用。

龙眼肉

指鲜龙眼烘成的干果，也就是桂圆。龙眼肉气微香，味浓甜而特殊，表面黄棕色，半透明，质柔润。

相传很久以前，有一位姓钱的员外，带领老百姓种田养鱼，修坝筑堤，将当地变成百姓安居乐业的鱼米之乡。钱员外生活美满，受人爱戴，只是膝下无子，常为此唏嘘不已。终于，他在年近半百时得了个儿子，阖家欢喜，取名钱福禄。

可不知是先天不足还是后天太过娇惯，福禄长得又瘦又矮，弱不禁风，十岁看上去还像四五岁的模样。家人为此请遍名医，试尽偏方，还是没有用。远房亲戚王夫人听说了这件事，千里迢迢赶来，告诉钱员外："龙眼能治虚劳羸弱，贵公子要强身健体，我看得吃点龙眼。"

钱员外不解，王夫人又解释道："当年哪吒打死东海龙王三

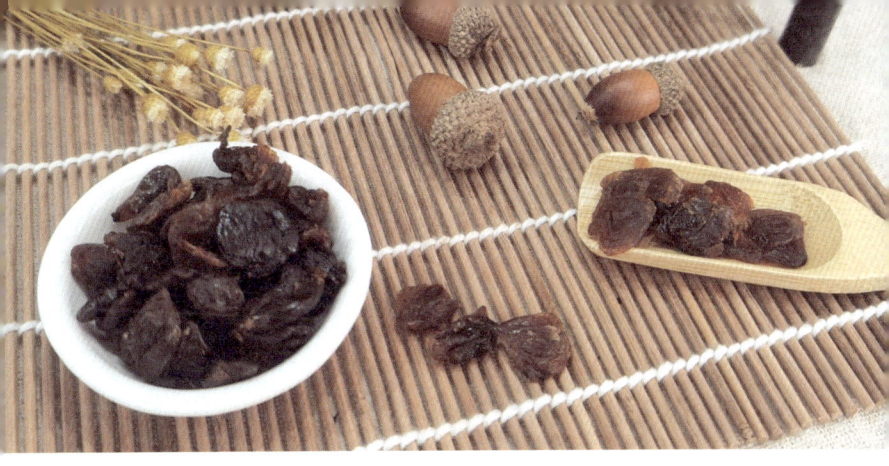

太子，取了龙的眼。后来，哪吒遇到一个叫海子的穷孩子，海子身体羸弱多病，哪吒便把龙眼给他吃了。此后，海子不但身体强健，还活了一百多岁。海子去世后，他的坟上长出一棵树，树上结满了像龙眼睛一样的果子。百姓们听说了，纷纷去摘龙眼果，吃肉后用核种树，家家种龙眼树，人人吃龙眼肉，个个身强体壮。"

钱员外听了大喜，立即派人去采摘龙眼，天天给福禄吃，吃不完的龙眼，就取肉晒干，时常蒸给福禄吃。福禄果然慢慢身体强壮起来，后来在钱员外的教诲下学文习武，考取功名，成为一名为老百姓谋福祉的好官员。

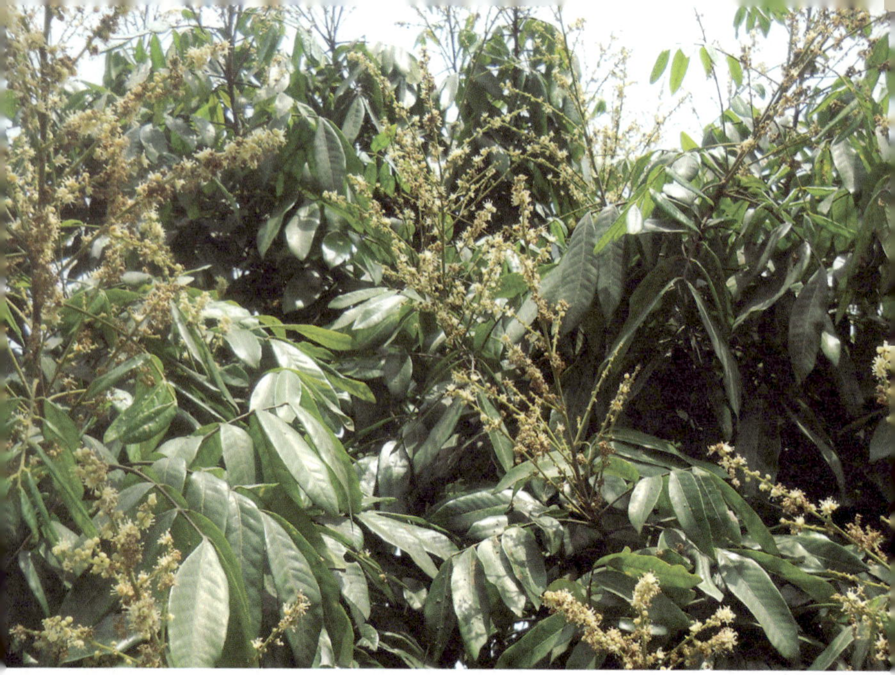

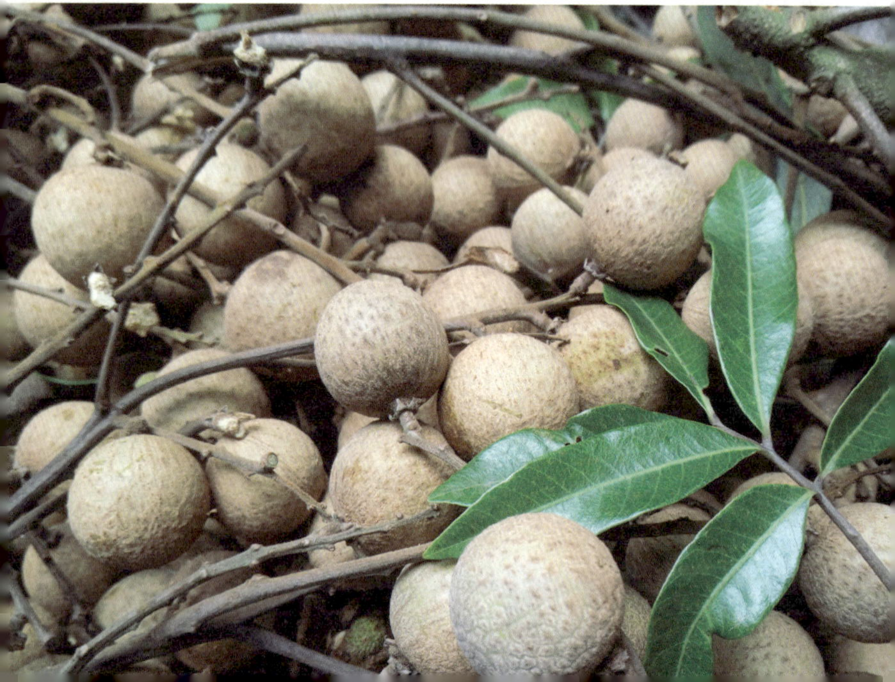

药用价值

性味：性温，味甘。

归经：归心、脾经。

功能主治：补益心脾、养血安神。主治气血不足、心悸怔忡、健忘失眠、血虚萎黄。龙眼肉具有良好的提高免疫、改善记忆的作用，常运用于补益药中，如金龙补肾合剂、乳鹿膏、参龙养血膏、参茸卫生丸、雪莲归芪口服液、温肾全鹿丸、归脾颗粒等。

荔枝核

经干燥后的荔枝成熟种子。表面棕红色或紫棕色，平滑，有光泽，略有凹陷及细波纹，一端有类圆形、黄棕色的种脐。

在盛唐时期，杨贵妃以倾国倾城之貌和娇媚之态，深得唐玄宗的宠爱。每当夏日炎炎，唐玄宗总会命人从远方驿站运来新鲜的荔枝，以满足杨贵妃的口腹之欲。这些荔枝，颗颗饱满，晶莹剔透，甜如蜜糖，是杨贵妃最为喜爱的水果。

相传，在宫廷的一角，有个太监注意到杨贵妃吃剩的荔枝核。他心生一计，认为这些荔枝核或许能派上用场。于是，他开始悄悄收集这些荔枝核，并暗中编造了一个谎言，声称荔枝核乃是宫廷秘制的神药，能够治疗百病，延年益寿。

太监将这个消息散布出去，很快便引起京城中一些大夫的

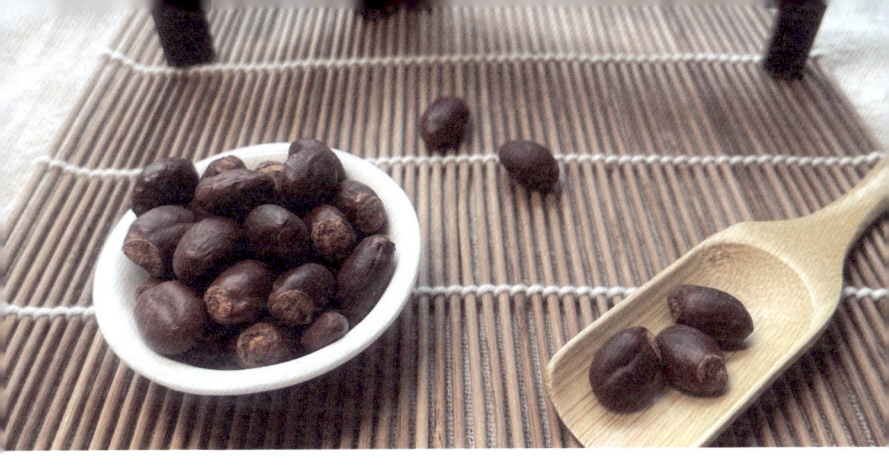

注意。他们听闻荔枝核的神效，纷纷前来求购。太监趁机将荔枝核高价售出，赚取大笔的财富。其中有一位老大夫，医术高明，医德高尚。他听闻荔枝核的神效后，虽然心存疑虑，但出于医者仁心，还是决定一试。他花费重金从太监手中购得一些荔枝核，开始研究其药效。

老大夫将荔枝核研磨成粉，尝试用于治疗各种病症。起初，他并未发现荔枝核有什么特别之处，心中不禁有些失望。然而，一次偶然的机会，他发现荔枝核粉对于治疗气滞血瘀的病症有着奇效。

原来，荔枝核虽然并非神药，但其本身具有一定的药用价值。它能够行气散结，祛寒止痛，治疗一些与气血不畅有关的病症有着显著的效果。老大夫在实践中逐渐发现荔枝核的真正

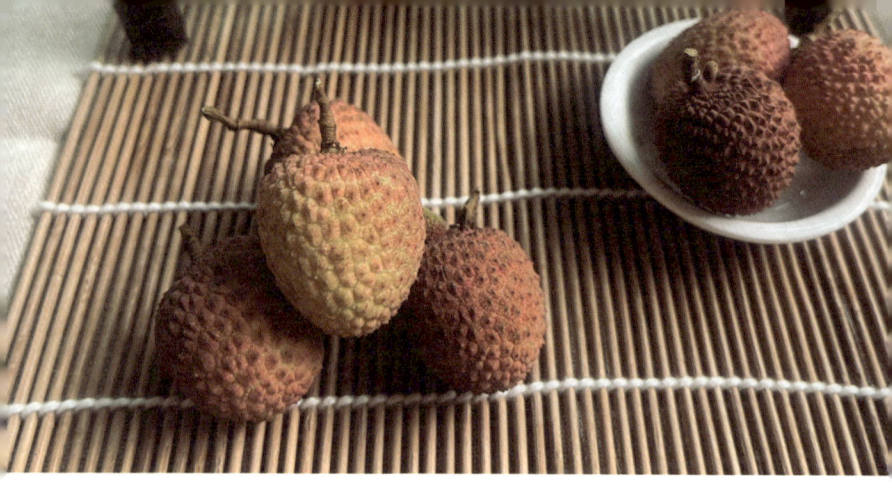

功效，并将其用于治疗更多的患者。

随着时间的推移，老大夫的名声越来越大，他的医术也越发精湛。荔枝核的秘密也逐渐在医界传开，成为一味备受推崇的药材。至于那位太监，他的谎言虽然被揭穿，但他也因此赚取丰厚的财富。杨贵妃吃剩的荔枝核，也因为老大夫的发现，得以在医学领域发挥出真正的价值。

这个故事传遍了京城，人们纷纷感叹荔枝核的神奇，也称赞老大夫的医术和医德。从此，荔枝核成为一味常用的中药材。

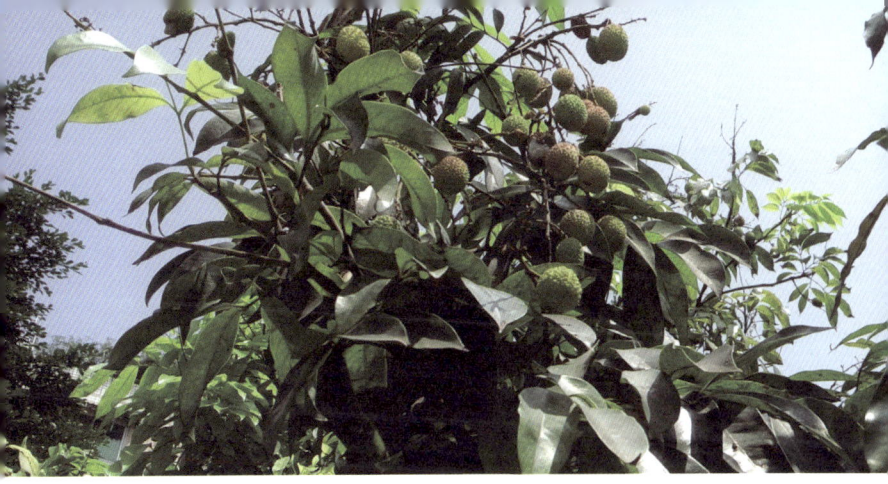

药用价值

性味：性温，味甘、微苦。

归经：归肝、肾经。

功能主治：行气散结、祛寒止痛。主要用来治疗疝气痛、睾丸肿痛、痛经、产后腹痛等病症，孕妇不宜使用。

川楝子

棟科植物川楝的干燥成熟果实，以四川产者为佳。

川楝子近球形，成熟的果实表面金黄色至棕黄色，微有光泽。冬季果实成熟时采收，除去杂质，干燥。

传说东汉时，广汉郡的一座高山下，住着一户郭姓人家，母子二人相依为命。母亲年老久病，终日双手抱胸，自觉胸腹胀闷疼痛不舒。儿子郭玉为了母亲，四处求医，但都不见效。郎中们都摇头说："你母亲恐怕时日不多了。"

这天，郭玉愁眉不展地坐在涪水边发呆，唉声叹气，想不出好办法来救治母亲。一个钓鱼的老翁看到他，就过来问道："小伙子，你年纪轻轻，怎么总耷拉着脸呢？"郭玉说："我的母亲总是胸口和腋下肋骨疼痛，痛得吃也吃不好，睡也睡不着，看了好多大夫都说治不好，我也不知道该怎么办了。"老翁跟随郭玉回家，仔细地给他母亲把了脉，询问了她各种日常琐事和生活习惯，然后对郭玉说："你母亲是肝郁气滞，疏泄失常，血行不畅，不通则痛，故见心腹胁肋疼痛，要治好不难，只要找到一种长得像铃铛一样的果实就行。"

此后一段时间，郭玉每天背着竹筐上山寻找，可都没有找到。一天，他找得实在太累了，就坐在山顶的一棵树下睡着了，迷迷糊糊地看到一只白兔。白兔跳几步就停下来回头看着他，

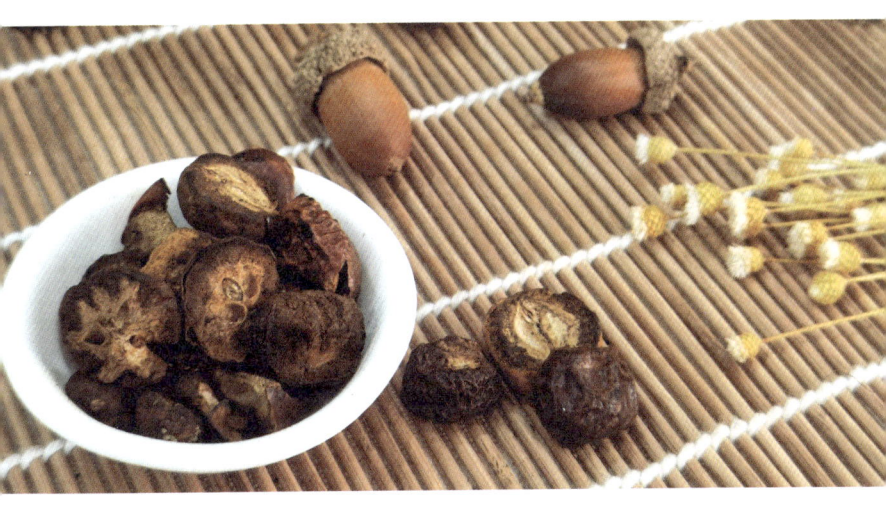

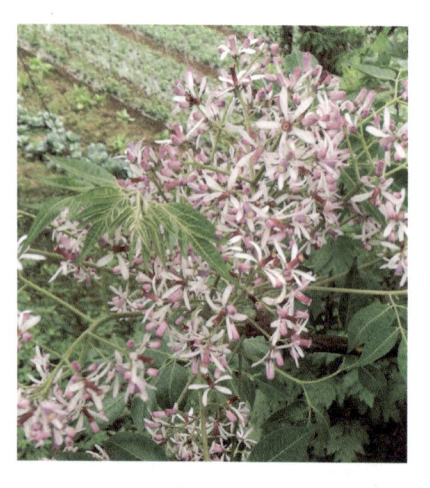

好像在引着郭玉往前走。郭玉心里奇怪，就慢慢地跟在后面，走到半山腰，白兔在一株植物前停了下来，然后就消失不见了。突然梦就醒了。他意识到有仙人提点，于是按梦中记忆去寻，果然发现了植物上长着像铃铛一样的果子，有的黄有的绿。他立即摘了一些，下山找到钓鱼老翁。老翁笑眯眯地说："你真是个好孩子，这么难找的药都找到了，我给你开个药方，回去煮药汤给你母亲喝。"郭玉抓了药，和那果实一起熬了药汤给母亲喝。几天后，母亲的胸口疼痛果然慢慢消失了。

郭玉开心地找到老翁，说："老人家，谢谢你，我母亲真的好了，这药太神奇了！"老翁十分欣赏郭玉的善良和执着，哈哈笑道："你若有心，可拜我为师，我可以把治病救人的本领传授给你。"郭玉欣喜不已，连磕三个响头，拜老翁为师，潜心学医，治病救人，终成一代名医，为世人景仰。

药用价值

性味：性寒，味苦。

归经：归肝、小肠、膀胱经。

功能主治：疏肝泄热、行气止痛、杀虫。治肝郁化火、胸胁脘腹胀痛、疝气疼痛、虫积腹痛等。

川楝子善治肝气郁滞或肝胃不和导致的胁肋、脘腹疼痛及疝气痛等，常与延胡索、小茴香、吴茱萸、木香等配伍以增强疗效。为便于服用，常制成各种剂型的中成药，目前销售的有舒肝丸、金铃子散丸、肝郁调经膏等。

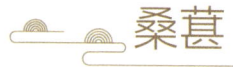 桑葚

桑科植物桑的果穗。4～6月红紫色时采收，晒干或略蒸后晒干。干燥果穗呈长圆形，长1～2厘米，表面紫红色或紫黑色。

相传公元前205年，刘邦在徐州被项羽打得丢盔弃甲，一败涂地，好不容易冲出重围，率十余骑兵仓皇逃去。岂料前有高山挡路，后有追兵赶来。走投无路之际，刘邦一行匆匆躲进一个阴暗的山洞里。项羽扬鞭纵马追至洞前，见洞口蛛网密布，料定不会有人躲藏，徘徊观望一阵，方扬长而去。

刘邦虽躲过这一劫难，却因惊吓过度，头痛头晕的老毛病复发，头疼欲裂，天旋地转，随后腰酸腿软，排便困难，痛苦不堪。碰巧，刘邦藏身的山上桑树密布成林，所结桑葚挂满枝头。

刘邦就天天喝泉水解渴，吃桑葚充饥。没过几天，头痛头

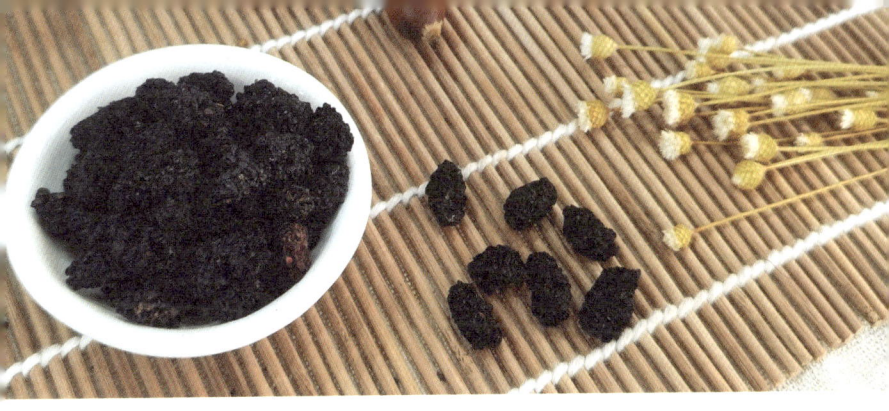

晕竟渐渐好转，排便也顺畅了，自觉精神爽利，身体强健有力。

几年后，刘邦击败项羽，建立了汉朝，成为西汉的开国皇帝，他仍念念不忘当日的桑葚，常命御医加蜂蜜熬制桑葚膏以服用养生。

药用价值

性味：性寒，味甘。

归经：归肝、肾经。

功能主治：滋阴补血、生津润燥。用于治疗肝肾阴虚、眩晕耳鸣、心悸失眠、须发早白、肠燥便秘等。提高免疫力、延缓衰老效果显著，可单用，也可与熟地黄、何首乌、女贞子等同用，以增强药效。为方便人们服用，常制成各种剂型的中成药，目前销售的有桑葚颗粒、桑葚丸、复方桑葚合剂等。

白果

白果树，也就是银杏树。银杏的种子就是能治病的白果，略呈椭圆形，一端稍尖，一端钝，表面黄白色或淡棕黄色，平滑。秋季种子成熟时采收，药用需除去肉质外种皮，洗净，稍蒸或略煮后，烘干备用。

传说很久以前，有一位姓白的穷人家姑娘，从小就给财主放羊，受尽苦难。一天，白姑娘在山坡上捡到一枚洁白如玉的果核，玩了几天也舍不得扔掉，最后把它种在一个山坳里。在她的精心照料下，几年后，这颗种子长成了参天大树，每年秋天都会结满黄澄澄的果子。

白姑娘赶着羊群来到这棵大树下，突然犯了急病，咳嗽不止，一口痰塞住咽喉，一时昏迷过去。这时，大树上飘下来一位仙女，手里拿着几颗树上结的果子，取出果核，搓成碎末，一点点喂进白姑娘嘴里。片刻之后，白姑娘痰涌平息，慢慢睁开了眼睛。仙女向她一笑，飞上大树就不见了。

诧异的白姑娘从地上爬起来，从树上摘下许多果子，带回村里，遇到有咳嗽痰喘的患者便送他们果核吃，几年间治好了许多患者。

这果子能治疗咳喘的消息一传十，十传百，渐渐在百姓之中传开了。后来，人们就把"白姑娘送的果子"称为白果，那棵大树也就叫白果树了。

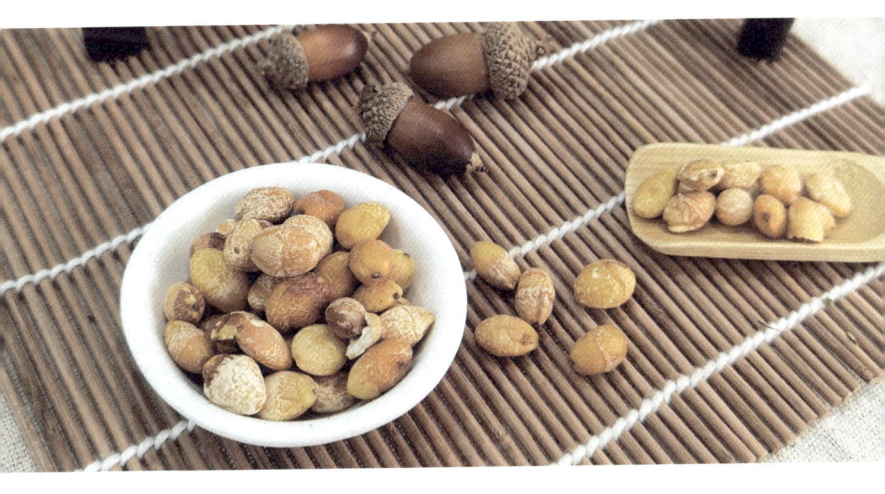

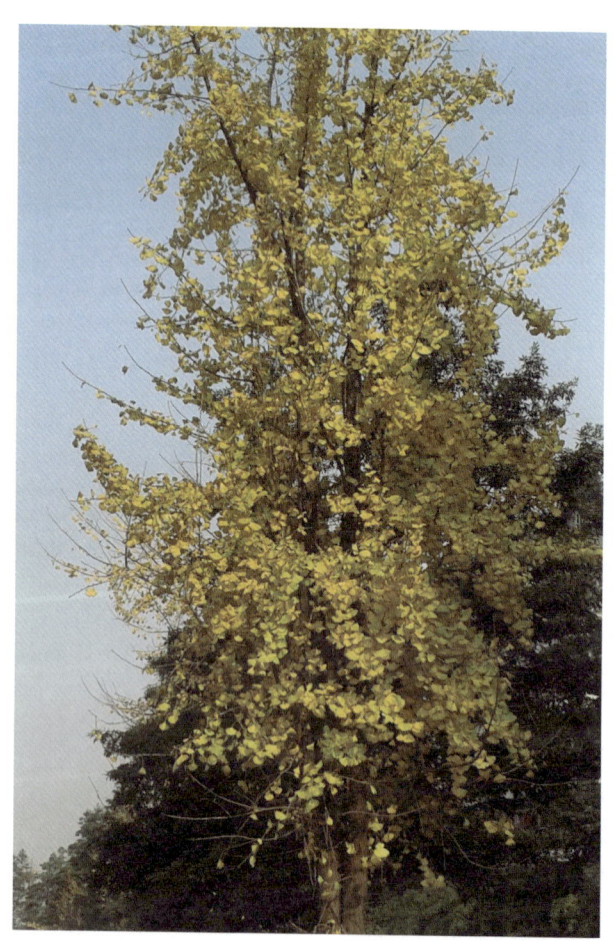

药用价值

性味：性平，味苦、涩。

归经：归肺、肾经。

功能主治：敛肺定喘、涩精止带。主治哮喘咳嗽、遗精、尿频等。主要用于肺虚咳喘，治慢性喘息性气管炎尤为适用。有毒，常配麻黄、杏仁、桑白皮、紫菀等，如定喘汤。又治湿热带下，配莲子肉、乌贼骨，或配芡实等，如易黄汤。

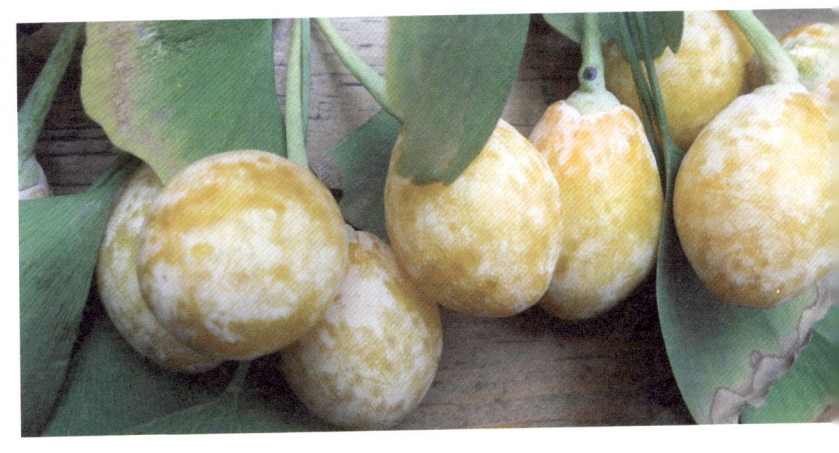

小茴香

伞形科植物茴香的果实。双悬果细圆柱形，表面黄绿色或淡黄色，两端略尖，顶端有黄褐色的花柱残基，分果长椭圆形，有5条隆起的棱线。秋季果实初熟时，采割植株，晒干，打下果实，除去杂质。

相传，唐朝的时候，有一个波斯公主嫁给了唐朝的皇帝。波斯公主长得非常漂亮，而且能歌善舞，深受皇帝的喜爱。刚到长安的时候，公主对周围的一切都很新奇，因为长安跟波斯很不一样。可是时间一长新鲜感过去之后，公主就开始思念自己的家乡。皇帝看到公主愁眉不展，就问公主是何原因。公主说："我的家乡有一望无际的草原，在蓝蓝的天空下，成群的牛羊在草原上吃草，我多想再看看家乡的草原啊！"

于是，皇帝就带公主去北方的草原上打猎。草原上到处可

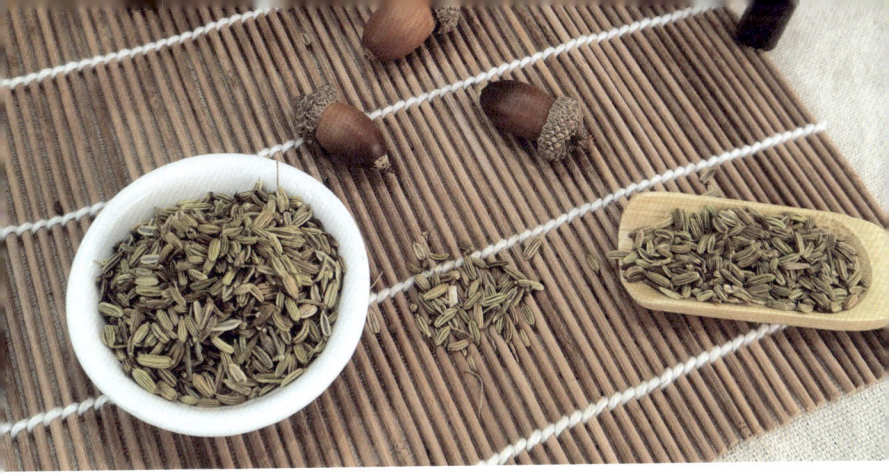

　　见成群的牛群、羊群、马群，蓝天白云下的草原美丽极了。公主骑着骏马在草原上驰骋，唱着故乡的歌谣，美丽的身姿在蓝天、雪山和绿草的衬托下，显得妖娆动人。见此情景，皇帝也沉浸在公主的高兴之中。

　　随后，侍从献上烤全羊请皇帝和公主享用。烤全羊表面金黄油亮，里面鲜嫩绵软，吃起来外焦里嫩，很是可口。公主吃了一口之后，对皇帝说道："烤肉的味道不错，但和我家乡的比起来还是少了一些香味。"这时皇帝身边的一个侍从说："我以前看波斯商人烤肉的时候要放一些像草籽一样的香料。"于是皇帝就命人加香料重新烤肉。公主品尝了重新烤好的羊肉之后，非常高兴地说："这就是家乡的味道。"皇帝命人拿了一些这种香料来看，看到小小的像草籽一样，就问这是什么香料，可谁都不知道名字。皇帝想了想，说道："它的味道让公主觉得回到了家乡，那就叫'回乡'吧。"后来经过流传，名字就变成小茴香。人们发现小茴香不仅能烹饪调味，还有很多药用价值，可以治疗妇科病、肠胃病等。

药用价值

性味：性温，味辛。

归经：归肝、脾、胃、肾经。

功能主治：祛寒止痛、理气和胃。

暖肝煎：小茴香6克、当归6克、乌药6克、枸杞9克、肉桂3克、茯苓6克、沉香3克、生姜3～5片。用水煎服，可治疗肝肾虚寒、肝寒气滞、睾丸冷痛，或小腹疼痛、疝气、畏寒喜暖、舌淡苔白、脉沉迟。临床主要用于治疗疝气、精索静脉曲张、慢性阑尾炎、原发性痛经等。

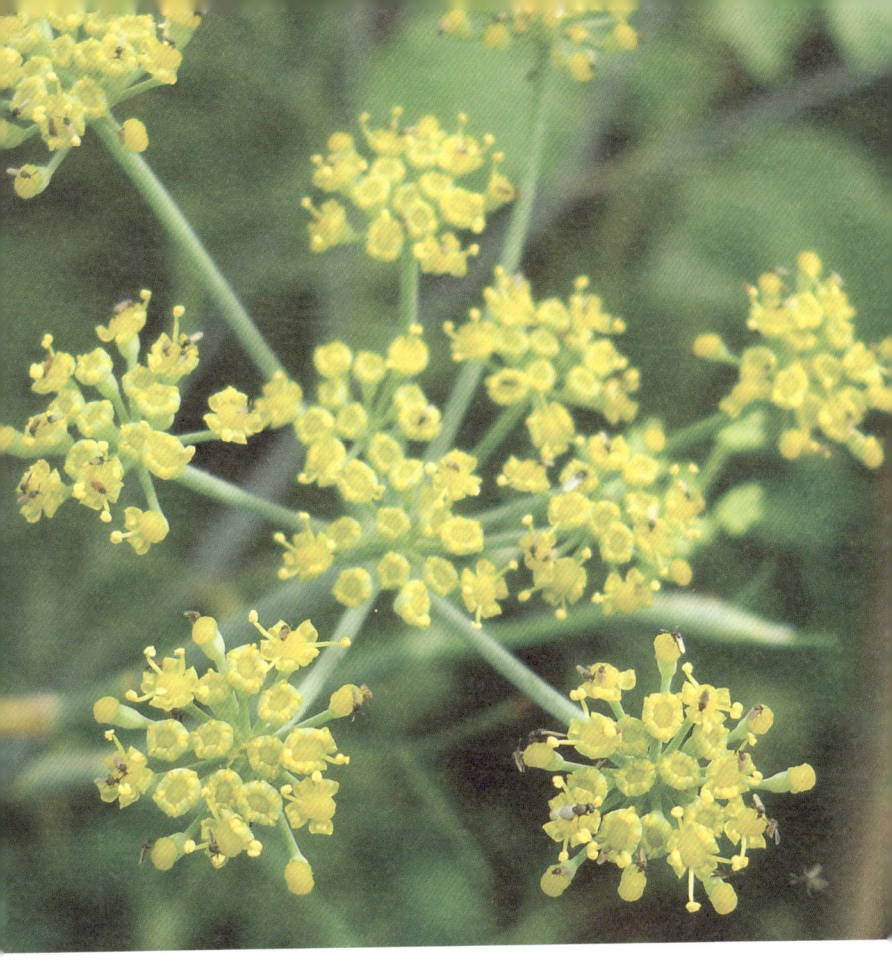

女贞子

木樨科植物女贞的果实。《本草纲目》记载"此木凌冬青翠，有贞守之操，故以贞女状之"，因此得名"女贞"。女贞子常于冬季果实成熟时采摘，除去枝叶晒干，或将果实略熏后，晒干，或置热水中烫过后晒干。

相传秦汉时期，在江浙的钱塘（今杭州）有一位小姐，年方二八，生得貌美窈窕，且琴棋书画无一不通，说媒之人络绎不绝，而小姐均不动心。原来，小姐早已与府中的一位教书先生私订终身。然而，小姐的父亲却强行将她许配给一个县令，以求光宗耀祖。

出嫁那天，倔强的小姐一头撞死在家中，以死明志。教书先生得知小姐的死讯，悲痛难当，一夜之间便须发全白。教书先生思念死去的小姐，便常去她的坟前吊唁。数年之

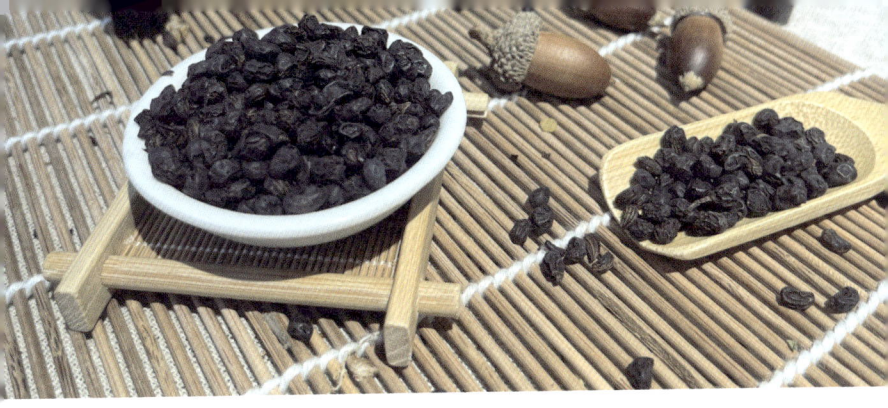

后，小姐坟头长出了一棵大树，树上还结满了一串串黑黑的果子。先生采下果子放入口中，只觉苦中带甘，一如思念的滋味。

从此以后，先生便常采下黑果子吃。谁知一段时间以后，先生精神好了很多，先前的白发也变黑了。自此，女贞子可以补肾乌发的作用便为人所知了。

药用价值

性味：性平，味甘。

归经：归心、肝、肾经。

功能主治：女贞子可补肝肾，强腰膝，用于治疗阴虚内热所导致的头晕眼花、耳鸣、腰膝酸软、须发早白。

皂角

也称皂荚、悬刀、大皂荚等，豆科植物皂荚经干燥的成熟果实，外形就像是大的豆角，成熟的时候外皮是紫黑色的。古时没有肥皂、洗发水，人们便把成熟后的皂角壳切成小段，在水里煎煮或者放在温水里用手搓，会产生丰富的泡沫，这便是天然的洗涤剂，用来洗头或者洗衣服，还不会伤害皮肤。

相传很久以前，有一位美丽的农家少女，被一恶霸凌辱之后，羞愤难当，便在一棵皂角树上自缢。少女的父母悲痛万分，在皂角树下痛哭不止。这时，一位白发老人突然出现，在询问少女父母事情原委之后，指点他们，用皂角树的果实晒干后，磨成粉末，吹入少女鼻中，少女自会苏醒。

少女的父母忙按照白发老人的方法一一照做。果然，在

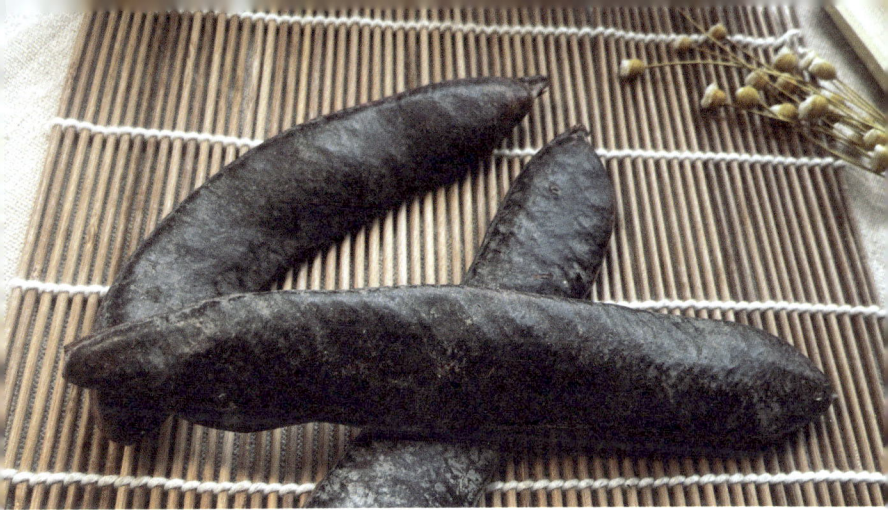

将粉末吹入少女鼻腔后，不一会儿，少女打了几个喷嚏，便苏醒了。一家人再次团聚，欣喜不已。而皂角也从此被人们当成神药。后来，恶霸也受到应有的惩罚，还少女以公正。

药用价值

性味：性温，味辛、咸。

归经：归肺、大肠经。

功能主治：可以祛痰止咳、开窍通闭、杀虫散结。微毒，常用于治疗中风口噤、昏迷不醒、癫痫痰盛、关窍不通、喉痹痰阻、顽痰不爽、大便燥结等。将皂角磨成粉末外敷，还可以治疗痈肿。

木瓜

又叫贴梗海棠、铁脚梨、皱皮木瓜、宣木瓜，为蔷薇科植物贴梗海棠经干燥的近成熟果实。夏、秋二季果实绿黄时采收，置沸水中烫至外皮呈灰白色，对半纵剖，晒干。

《本草纲目》中载有这样一个故事。在安徽广德，有个叫顾安中的人，患脚气，筋急腿肿。有一次乘船的时候脚痛得很不舒服，无意中看到旁边有一袋东西，就把脚搁在上面，慢慢觉得两脚不怎么痛了。他感到非常惊奇，于是问船夫："袋子装的是什么东西？"船夫回答说："是宣州的木瓜。"等顾安中回到家后，立刻去市集买了木瓜，切成片后装在布袋里，每天将脚放在上面，没过多久，他的脚气就痊愈了。

《本草纲目》记载："木瓜处处有之，而宣城者最佳。"自古

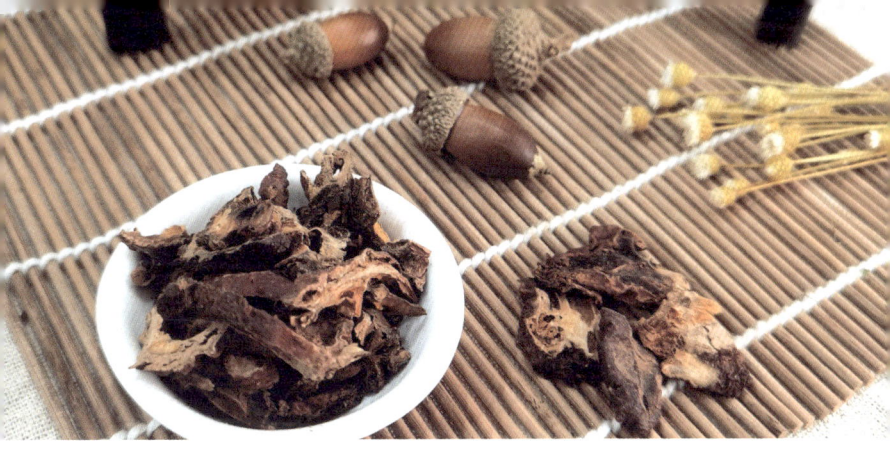

以来便以安徽宣城的木瓜为道地药材，故有宣木瓜之称，已被列入国家地理标志保护产品。宣木瓜既是药品又是食品，名列国家首批药食同源名单中。

药用价值

性味：性温，味酸。

归经：归肝、脾经。

功能主治：木瓜能够舒筋活络、和胃化湿，用于治疗湿痹拘挛、腰膝关节酸重疼痛、暑湿吐泻、转筋挛痛、脚气水肿。治风湿痹痛时，一般用于腰膝酸痛者居多。木瓜又为治吐泻转筋之要药，用于治疗暑湿霍乱、吐泻转筋之症，可配伍薏苡仁、蚕砂、黄连、吴茱萸等药。此外，本品又为治脚气肿痛要药，

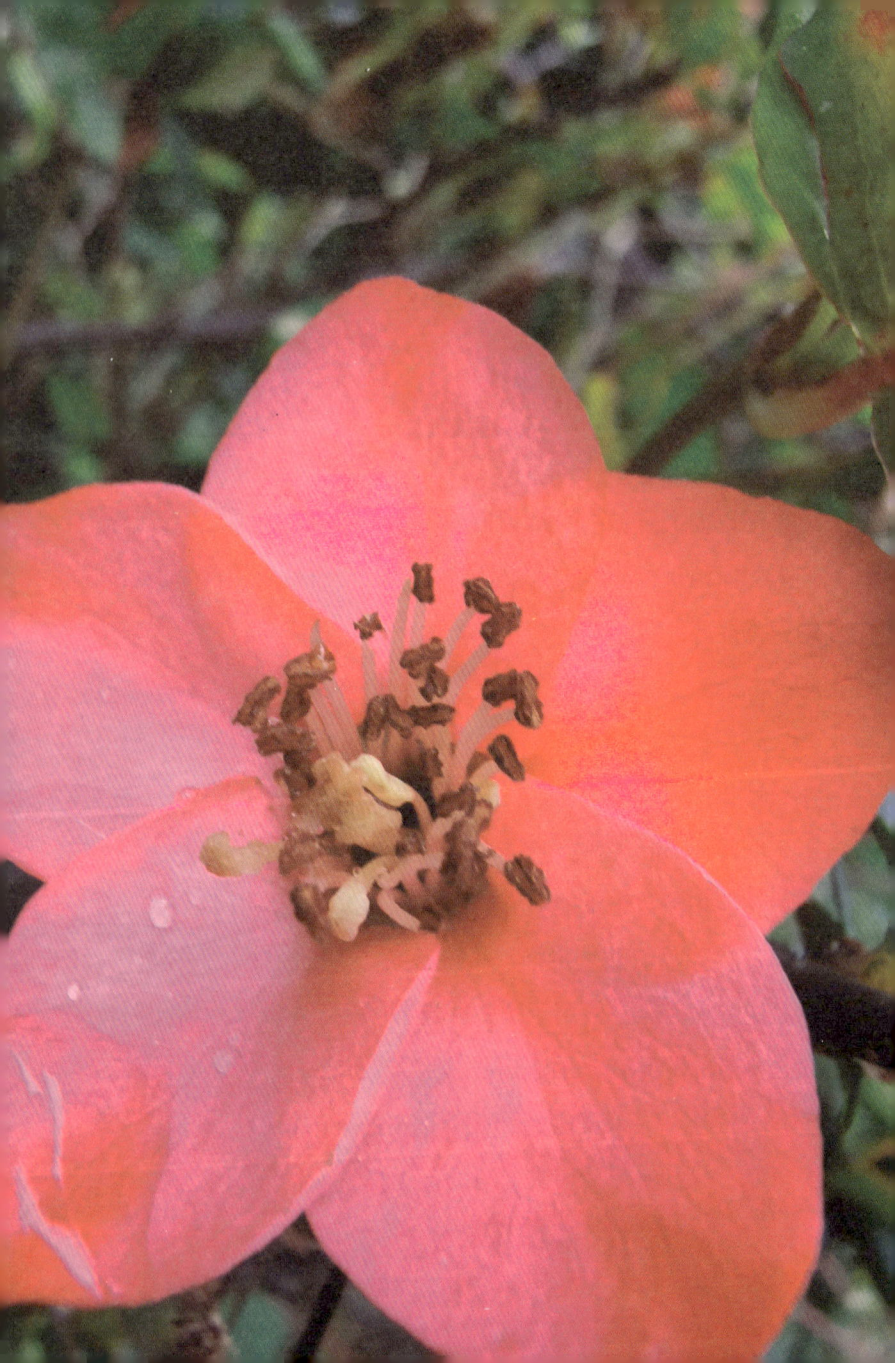

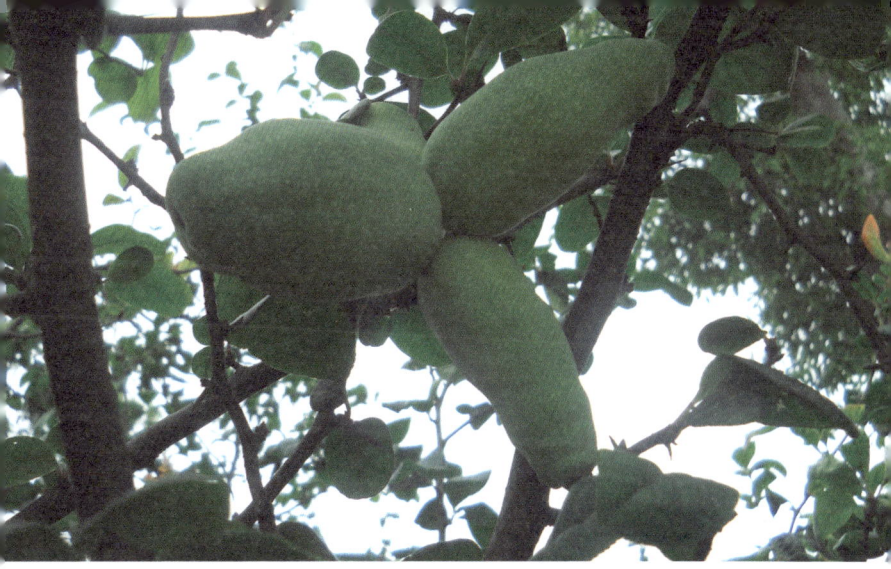

可配伍吴茱萸、紫苏、槟榔等。木瓜尚有消食作用，可用于治疗消化不良症。常见的市售成方制剂有镇痛活络酊、壮筋续骨丸、少林跌打止痛膏。

牵牛子

旋花科植物裂叶牵牛或圆叶牵牛的成熟种子。似橘瓣状，灰黑色或淡黄白色，质硬。秋末果实成熟、果壳未开裂时采割植株，晒干，打下种子，除去杂质。

相传，从前，晋州李庄有个小伙子叫李虎，身体很结实，力大如牛，却不知什么原因，得了臌胀病（也称"鼓胀"，是一种腹部胀大如鼓的病症），虽多次请郎中诊治，总不见好转。他老婆很着急，最后请来潞州府一个老郎中给李虎看病。老郎中看后开了个药方："用野喇叭花籽煎汤服用。"

李虎夫人从来没听说过这种药，只好再次登门，把情况告诉老郎中。老郎中听后说："在我家门口就有这种野花，它的花籽就是此药。可以派人到我家取来。"李虎夫人赶忙去郎中家，取来野喇叭花籽。煎汤给李虎吃了几剂，果然见效，不到一个月李虎就痊愈了。

为了感谢老郎中救命之恩，李虎牵来一头牛，来到老郎中家，千恩万谢，要把牛送给老郎中，并问："老先生，您给我治病吃的是一种什么药呀？"老郎中一时难以回答。原来，这种野喇叭花还没名字呢。

现在李虎问起，老郎中就想：这种花籽能治好不治之症，力能牵牛，今日患者又牵牛上门，不如就叫"牵牛花"吧！说

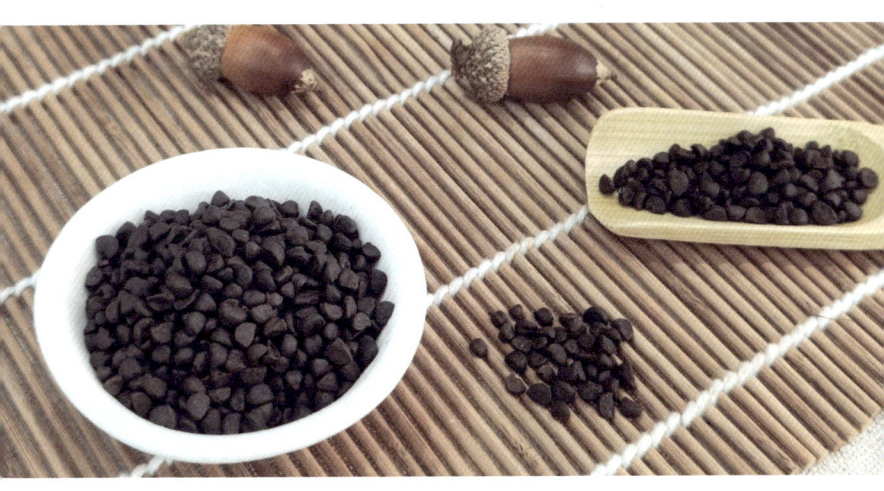

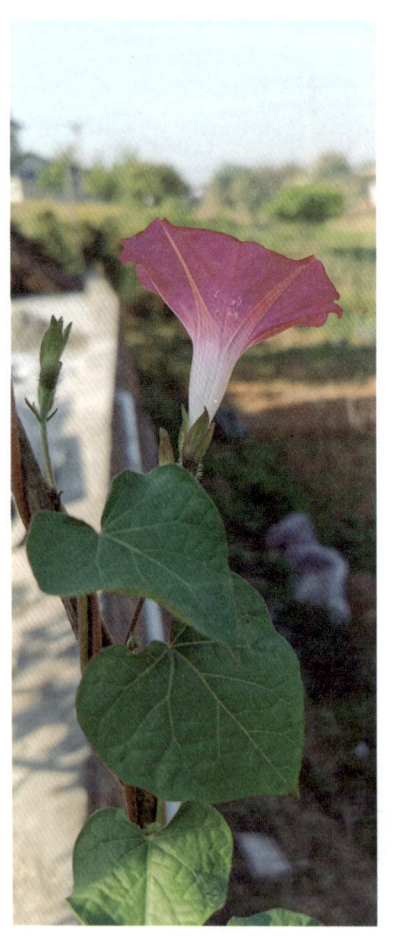

罢指着门口野喇叭花说："它叫牵牛花，给你吃的是牵牛花籽，正好你也牵着牛哩。"从此，野喇叭花就有了"牵牛花"这个名字，花籽就叫牵牛子。

药用价值

性味：性寒，味苦。

归经：归肺、肾、大肠经。

功能主治：牵牛子能够泄水通便、消痰涤饮、杀虫攻积。用于治疗水肿胀满、二便不通、痰饮积聚、气逆喘咳、虫积腹痛。治疗腹水肿胀，可与峻下逐水药如甘遂、芫花、大戟等同用；治疗痰壅气滞、咳逆喘满，常与葶苈子、杏仁等配合应用；治疗虫积腹痛，常配伍槟榔、大黄等，对蛔虫、绦虫都有驱杀作用。

牵牛子为峻下的药品，少用则通大便，多用则泻下如水，且能利尿，故在临床上主要用于腹水肿胀、二便不利、宿食积滞、大便秘结等症。至于用治痰壅气滞、咳逆喘满，则只宜暂用，不可久服。如属脾弱胃呆、气虚腹胀者，当以健脾补中为要，不宜用本品攻泻消积，克伐胃气。

值得注意的是，牵牛子有毒，孕妇应禁用；且牵牛子不能与巴豆、巴豆霜一同使用。

吴茱萸

芸香科植物吴茱萸、石虎或疏毛吴茱萸的近成熟果实。呈球形或略呈五角状扁球形，表面暗黄绿色至褐色，粗糙，质硬而脆，气芳香浓郁。8～11月果实尚未开裂时，剪下果枝，晒干或低温干燥，除去枝叶、果梗等杂质。

传说春秋战国时，吴茱萸只生长在吴国（今江浙一带），当时被称为"吴萸"，是吴国的上等药材。后来吴王将其送给当时势力强大的楚国。然而，楚王只认得金银珠宝和美女，认为送药材是对他不敬，于是大发雷霆，将吴国使者驱逐出宫。

楚国有位御医，姓朱，与吴国使者交往甚深，便将使者接回家中。使者遂将送吴萸的缘由告诉了他："我王听说楚王有腹痛的旧疾，而吴萸有散寒止痛、温中止泻、开郁、杀虫之功，

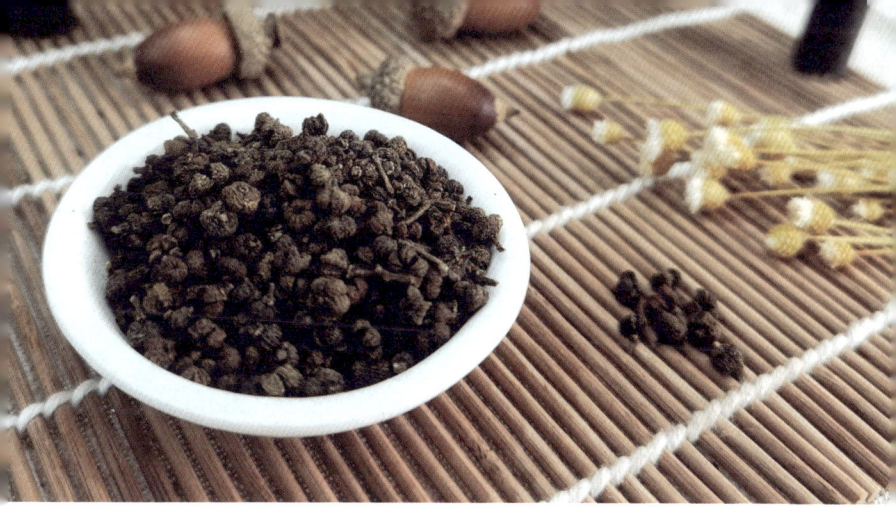

估计吴萸能治愈楚王的顽疾，便献此药。谁知楚王不识良药，奈何！奈何！"送走使者后，朱御医将吴萸珍藏起来。

第二年，楚王打猎遇雨受寒，旧病复发，直冒冷汗。众御医束手无策。朱御医见时机已到，便献上吴萸。太医们反复磋商后，同意用药。煎好汤药，由四位大臣先尝，没有受到毒害，才给楚王服下。服后，果然药到病除。楚王龙颜大悦，重赏有功之臣，并问朱御医所服之药为何物？朱御医将旧话重提一遍。楚王听后十分后悔，下令朱御医为特使到吴国致歉，并令国人广种吴萸。

数年后，楚国瘟疫流行，病者呕吐不止，腹痛如绞，而且

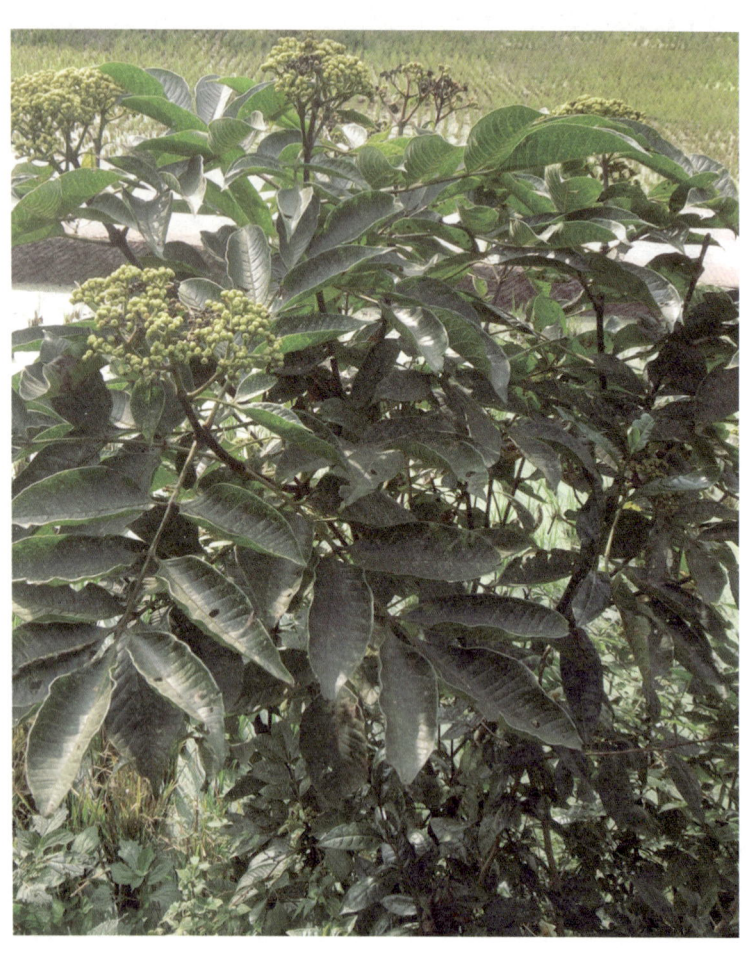

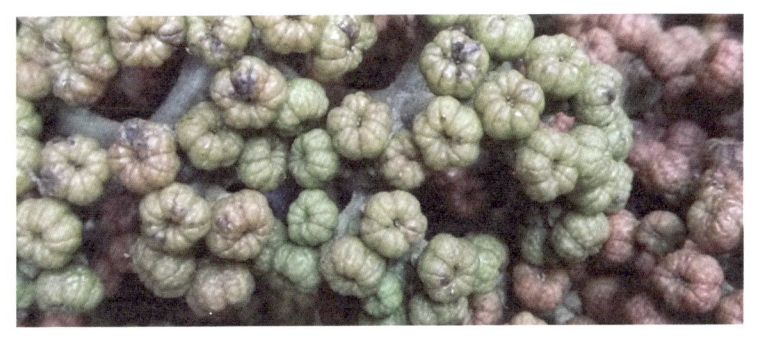

患者愈来愈多。朱御医用吴萸加水煎大锅汤，在家门前广为布施，人们排队领药汤。此病很快得到控制，吴萸挽救了许多百姓的生命。人们为了感谢朱御医，遂将吴萸改名为"吴朱萸"。后来药学家认为"朱"字不妥，但为了尊重民意纪念朱御医，便在"朱"字上加草字头，写成"茱"，正式取名为吴茱萸，一直沿用至今。

药用价值

性味：性热，味辛、苦。

归经：归肝、脾、胃、肾经。

功能主治：散寒止痛、降逆止呕、助阳止泻。用于治疗厥阴头痛、寒疝腹痛、寒湿脚气、经行腹痛、脘腹胀痛、呕吐吞酸、五更泄泻。

吴茱萸有小毒，治疗寒凝疼痛，常配伍人参、生姜、小茴香、高良姜等；治疗肝胃虚寒浊阴上流厥阴头痛者，配伍人参、生姜；治疗寒滞肝脉者、疝气腹痛者，配伍木香、小茴香、川楝子；治疗冲任虚寒，经寒腹痛，月经后期者，配伍当归、川芎、桂枝；治疗寒湿脚气者，配伍木瓜、槟榔、苏叶；用吴茱萸舒肝和胃，温中止呕，常配伍人参、生姜、半夏等；治疗偏于寒湿者，配伍半夏、生姜；治疗肝火犯胃，肝胃不和者，配伍黄连；用吴茱萸温中助阳止泻，常配伍补骨脂、肉豆蔻、五味子。

花韵药香·花类

辛夷

金银花

萱草花

香蒲

辛夷

木兰科植物望春花或武当玉兰的干燥花蕾。呈长卵形，似毛笔头，苞片外表面密被绒毛。冬末春初花未开放时采收，除去枝梗，阴干。

相传古代有个姓秦的秀才患了一种怪病，头痛得厉害，鼻子还流脓流涕，腥臭难闻，连自己的家人都回避他。秦秀才四处求医，用过不少药物，总不见好转，非常苦恼。一天，他在山中遇到一名樵夫，樵夫告诉他："此山中有一种很香的花可治此病。"秦秀才忙问药名，并拿出银两酬谢。樵夫笑着说："老夫认柴不认药，救人一命值几何？心诚意肯香扑面，活命自不惧坎坷。"说着用手往深山一指，就走了。

秦秀才按樵夫的指点，到深山中寻找，终于发现一种花树，叶茂花大，香气四溢。他采了一些花蕾回家，煎水连服数天，

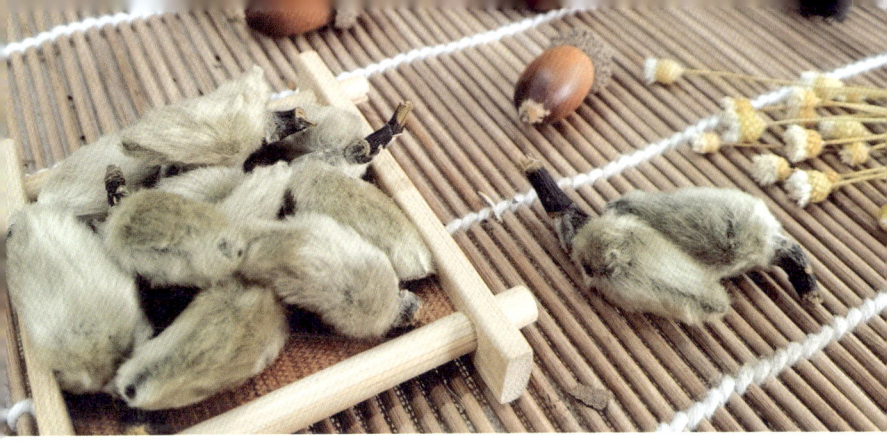

果然痊愈。

秀才高兴异常，又回到此处采了一些种子回家种下。几年后，他种下的种子长成了大树，郁郁葱葱。他采下花蕾给人治疗鼻病，十分灵验。人们问他这药何名，他想：这药是樵夫暗言指点，自己意会所得，就叫"心意花"吧。天长日久，就成后世的"辛夷花"了。

药用价值

性味：性温，味辛。

归经：归肺、胃经。

功能主治：散风寒、通鼻窍。用于治疗风寒头痛、鼻塞、鼻涕。

用辛夷花治疗鼻病，与苍耳子、白芷、薄荷配伍，就是治鼻炎的名方苍耳子散。为了便于服用，常以此方为基础，再配合其他药物制成各种剂型的中成药。目前销售的有鼻炎灵片、通窍鼻炎片、鼻渊舒口服液等。

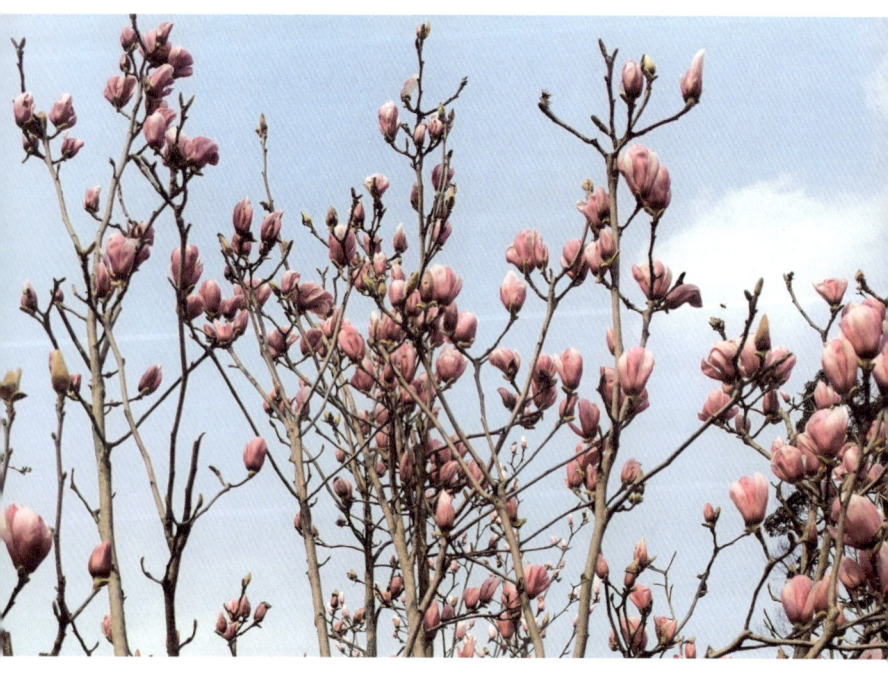

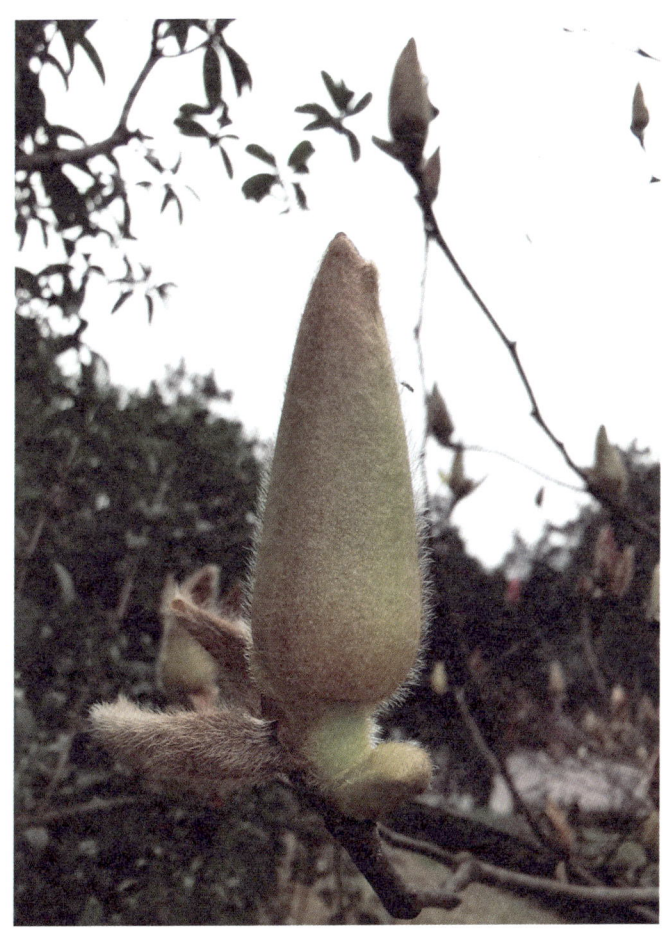

金银花

忍冬科植物忍冬的干燥花蕾或初开的花。呈棒状，上粗下细，表面黄白色或绿白色（贮久色渐深），密覆短柔毛。夏初花开放前采收，干燥。

相传，在古时一个叫难江的小村庄，住着一位被称为黄神医的老者。他医术高明，时常走街串巷，免费为老百姓治病，在方圆百里声名鹊起。他有一对双胞胎女儿，名叫金花和银花。两人从小就跟随父亲学习医术，不仅聪明伶俐，而且勤奋好学，因此在医术方面也有很高的造诣。这一家人以其医者仁心、乐善好施的品格，赢得周边居民的广泛赞誉。

然而，命运总是充满变数和意外。有一天，金花突然患上了一种罕见且严重的疾病，高热、起红斑、卧床不起。黄神医诊断其病因为热毒证，但他也束手无策。银花得知姐姐的病情后心急如焚，她知道如果不及时治疗，姐姐可能会有生命危险。

　　银花四处寻找能救治姐姐的草药，她历经艰难险阻，翻山越岭，但始终未能找到。她疲惫不堪地坐在一棵大树下，饥渴交加，浑身燥热，用草帽给自己扇风，但都无济于事，红斑也随之出现。她感到自己的症状与姐姐的相似，心中充满绝望。她背靠在树干上，向四周望去，突然看到一棵小树上缠着一笼一笼金黄色的小花，黄白相间。

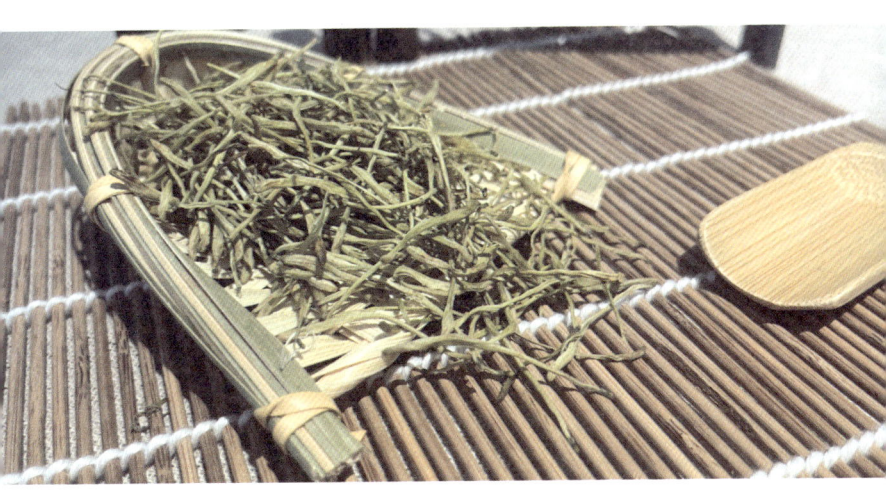

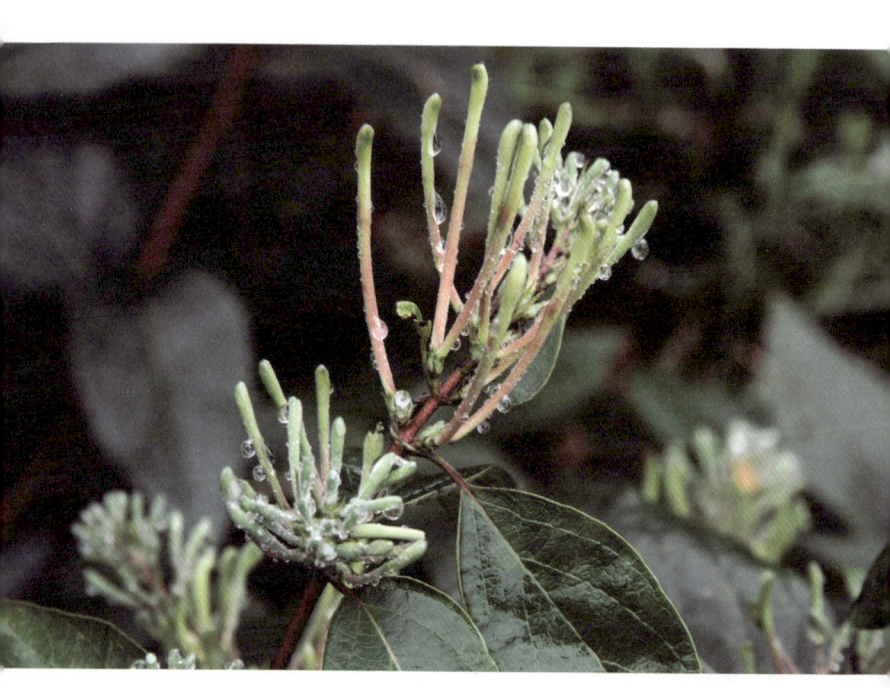

她好奇地走上前去，摘了一些金黄色小花充饥，然后继续靠在树干上，不一会儿就睡着了。树林里小鸟欢快地叽叽喳喳叫着，银花揉揉眼，醒来发现自己不再燥热，红斑也消退了。她欣喜若狂，摘了一笼小花并挖了一根树根，跑回家里，将小花煮水让姐姐喝下。几天后，姐姐恢复如初，全家人都非常高兴。

于是，金花和银花在院子里种下这种植物，每到夏天，先白后黄，格外美丽。因此植物是银花因金花而发现的，人们便称其为金银花。

药用价值

性味：性寒，味甘。

归经：归肺、心、胃经。

功能主治：清热解毒、疏散风热。用于治疗痈肿疔疮、喉痹、丹毒、热毒血痢、风热感冒、温病发热。常与蒲公英、紫地丁、野菊花配伍，谓之五味消毒饮，用于治疗痈疽疔毒。为了便于服用，常以此方为基础，再配合其他药物制成各种剂型的中成药。目前销售的有银翘解毒片、银黄片、银黄注射液等。

萱草花

又名金针菜、宜男花、忘忧草，是百合科植物萱草的花蕾。多于7～8月间花蕾未开放前采摘，晒干。萱草花其实就是我们经常食用的黄花菜。萱草花花色艳丽，可以从夏天一直开到秋天。其实除了花，萱草的叶片也是可以食用的。萱草根就是萱草、黄花萱草或小萱草的根，可以入药。

唐代诗人孟郊曾在《游子》中写道："萱草生堂阶，游子行天涯。慈亲倚堂门，不见萱草花。"明代画家沈周绘有《怀萱图》赠与友人王鏊，以解友人对已故母亲的思念之情。可见，在古代就把萱草花和母亲紧紧地联系在一起。

相传，大泽乡起义前的陈胜，家境十分贫困，因为家中无米下锅，不得不出去讨饭度日。长期忍饥挨饿，陈胜患上了浮

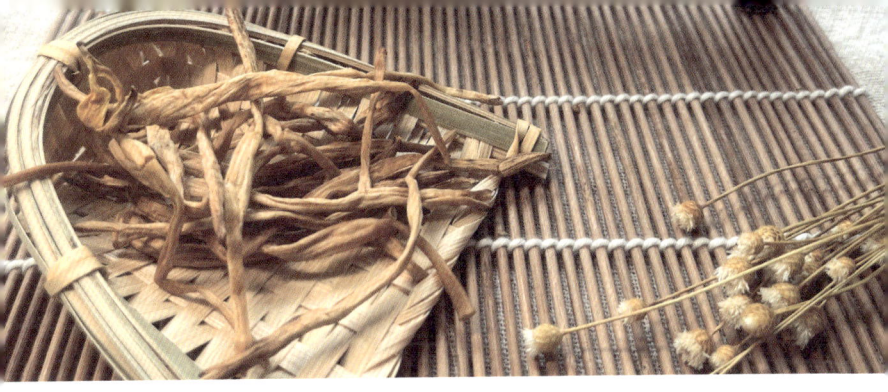

肿病，全身又黄又肿，虚弱无力。一日，陈胜拖着病体外出讨饭，来到一户姓黄只有母女二人的人家。黄妈妈见陈胜可怜，便采来一种金黄色的萱草花，给他蒸了满满三大碗。陈胜狼吞虎咽地吃下三大碗萱草花，填饱了肚子。谁知更好的事情还在后头——几天后，陈胜全身的浮肿都消退了，人也恢复了精神。

后来陈胜和吴广起义，称王之时，为感谢黄家母女的恩情，陈胜便将她们请进宫里，摆酒设宴。宴席上，陈胜回想起了当年那美味无比的萱草花，便请黄妈妈再蒸一碗给他吃。蒸好了萱草花，陈胜迫不及待地端起饭碗，尝了一口，却皱眉道："味不及当年。"黄妈妈感叹着说："饥饿之时萱草香，吃惯酒肉萱草苦啊！"陈胜听罢，不由得跪倒在地，羞愧难当。从此，陈胜将黄家母女留在宫中，让她们专门种植萱草。陈胜时常吃它，提醒自己不要忘记曾经的苦日子。

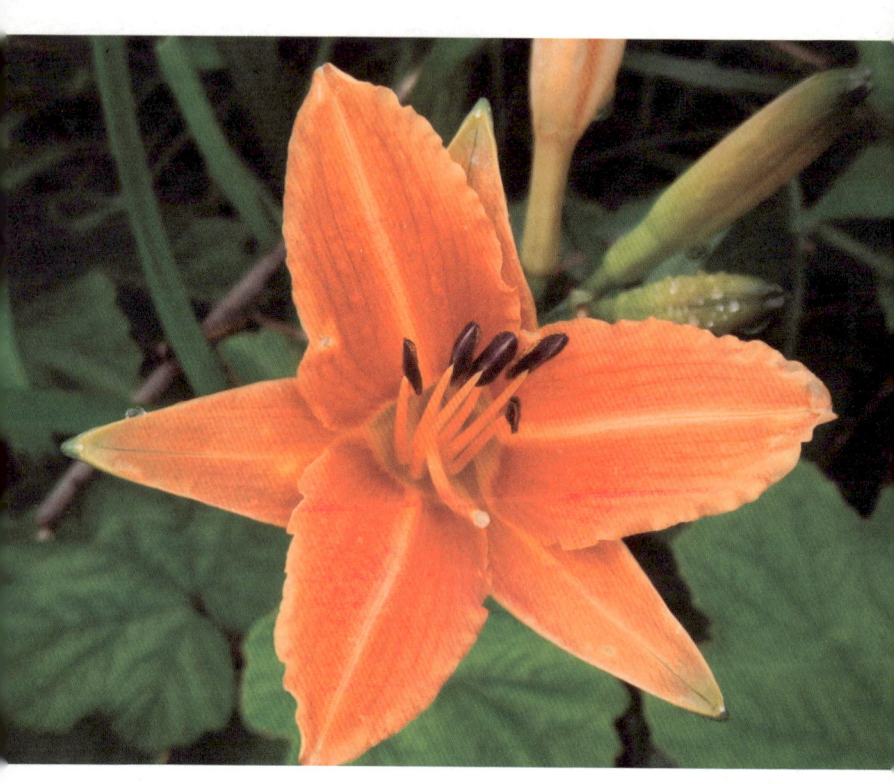

药用价值

性味：性凉，味甘。

归经：归肝、脾经。

功能主治：利水渗湿、清热止渴、解郁宽胸。萱草具有治身体烦热、去湿气的药理功效；而萱草花能使人心安神定，忘却暂时的烦恼与忧愁，也是其"忘忧草"名字的由来。

香蒲

香蒲科香蒲属的多年生水生或沼生草本植物。香蒲全身都是宝：全株是造纸的好原料；叶称"蒲草"可用于编织，坚韧如丝；花粉称"蒲黄"，外观是一种黄色粉末，可入药；花序称"蒲棒"可燃烧，用以照明；雌花序上的毛称"蒲绒"，常可作枕絮，清香透气；香蒲嫩芽称"蒲菜"，味道鲜美，可食用。

西汉名吏路温舒年少时十分好学，然而家中贫穷，买不起竹简使用。一日，路温舒路过一片河塘，无意间发现香蒲的叶子十分柔韧，于是他心中一动，割下一把香蒲叶，并将其串编起来作为写字的"笔记本"。后世将这个故事称为"蒲牒写书"。

现在，江苏淮安人将香蒲称为"抗金菜"，是一道有名的地方菜。而这种说法来自一个十分感人的传说。相传当年南宋抗

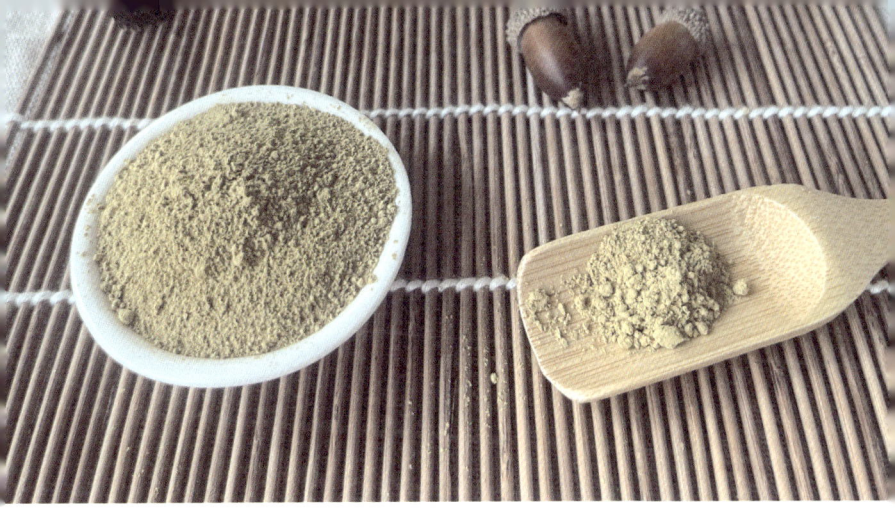

金女统领梁红玉被金国重兵围在淮安城下。没有援兵，亦缺乏粮草，梁红玉心中焦急万分。这天，她来到河边，发现一匹马儿正在河边啃食着香蒲。她想："这马儿能吃的东西，人是否也能吃呢？"她轻轻地从水中拔出一根香蒲，发现水下的部分是由叶鞘抱合而成的假茎，色泽鲜亮而翠绿，尝一口，只觉口感爽脆柔嫩，如同新笋一般，于是心中大喜。她命人采来大量香蒲，作为军粮，继续抵抗金人的进攻，并取得了最终的胜利。

药用价值

性味：性平，味甘。

归经：归肝、心包经。

功能主治：化瘀止血、利尿通淋。常用于各种出血证、妇女经闭痛经、血淋涩痛等病症的治疗。蒲黄与五灵脂合用，便是名方"失笑散"，对于血瘀引起的出血以及胸胁心腹疼痛，止痛效果之佳，使人忍不住发出笑声，故称之"失笑散"。

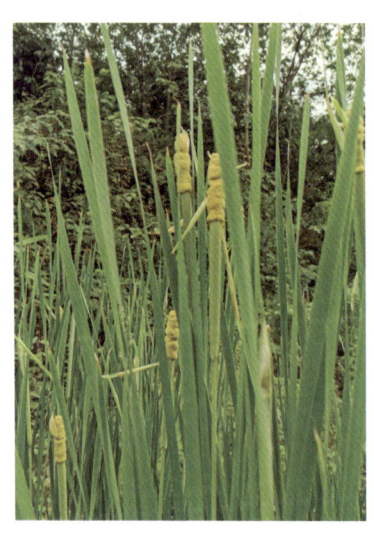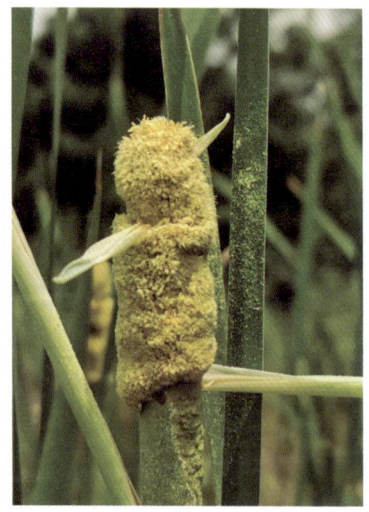

木心药志·茎木类

通草
灯心草
川木通

通草

五加科植物通脱木的茎髓。圆柱形，表面淡黄色或白色。体轻，质松软，中部有半透明的薄膜，纵剖面呈梯状排列。秋季割茎，截成段，趁鲜取出髓部，理直，晒干。

汉高祖刘邦得益于天时地利人和，屡战屡胜，终于击败西楚霸王项羽的大军，平定天下，成立了西汉王朝。王朝成立之后，刘邦当了皇帝，也没有了对手，拥有三宫六院，生活开始变得奢靡起来。但毕竟早年驰骋沙场，操劳过度，随着年岁的增长，当皇帝的日子又被人侍候，疏于锻炼，身体出现了各种各样的小毛病。

刘邦白天忙于政事，晚上还要批阅奏折，深夜还要进后宫，生活安排得非常紧凑。终于有一天深夜，刘邦在更衣时，发现

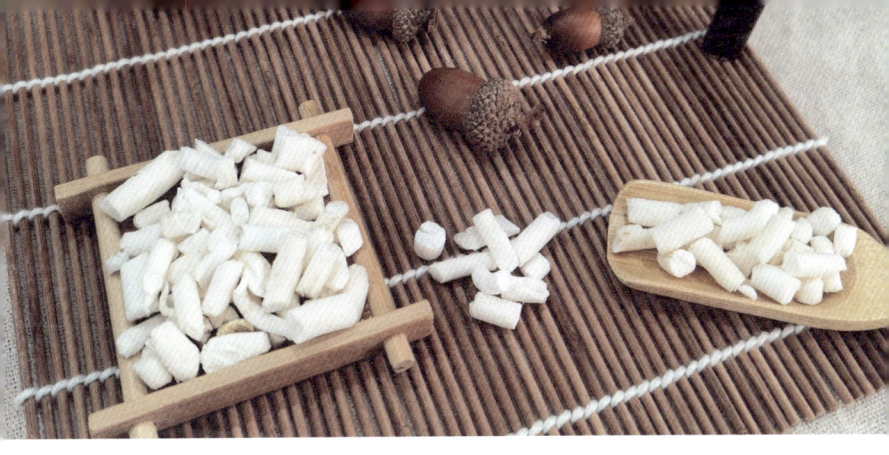

自己小便热赤，癃闭不出，淋沥涩痛，且双下肢已经出现浮肿。这可把刘邦吓坏了，赶忙连夜传召御医来为自己诊治。

几个御医为刘邦诊脉之后，大家各抒己见，讨论得很是热烈。因为是为皇帝治病，御医身家性命都系于皇帝一人，只求无功无过，都不敢独挑大梁。眼看一直拖着也不是办法，一位来自广东的御医建议用通草做君药配伍给皇帝治病。在没进宫当御医之前，他曾经就用通草做君药治好了类似的患者。

这个御医开好药方，到御医房拿药，命药膳房的人马上把药煎好送到刘邦的寝宫。刘邦看着试药的奴才喝了药没有出问题之后，自己方才饮下。第二日刘邦更衣时，觉得小便通了，非常高兴，打赏了该御医。问御医这是何方，御医回答是通草。原来两广一带，就用此药来医治尿路不适和妇女通乳。

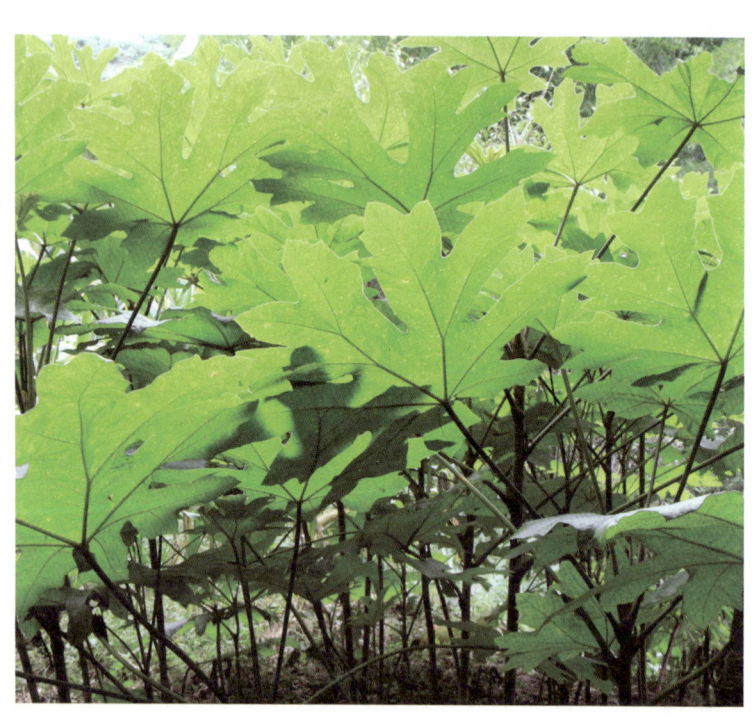

药用价值

性味：性微寒，味甘、淡。

归经：归肺、胃经。

功能主治：清热利尿、通气下乳。可以促进乳汁分泌，哺乳期的妇女可以服用通草帮助下奶。通草还有清热降火、利尿消肿的作用，有泌尿系统感染、风热感冒的患者可以用通草泡水喝，可缓解症状。

灯心草

灯心草科植物灯芯草的茎髓。圆柱形，表面淡黄白色或黄色，有细纵纹。放大镜下观察，有隆起皱纹及海绵状细小孔隙。秋季采收，将茎皮纵向剖开，去皮取髓，晒干。

相传在一个叫灯心塘的地方，有一名大夫，医术精湛远近闻名，他有一个女儿，大家都叫她陈氏。陈氏自小跟随父亲，学到不少医学知识，而且她心地善良，正直勤劳，谁家有人生病，无论多远，她都会去看看。

一年冬天，同村一对年轻夫妻新添了个女儿。小女孩生下来白白胖胖，很是可爱，可是不久之后就发现，这女婴与正常的婴儿不一样，她不会吮奶，不哭不动，双目紧闭，嘴角流口水，心跳微弱，面色苍白。这可把这对夫妇吓坏了，他们遍请当地名医来看病，但一直都不见好，眼看着这女婴可能活不成了，夫妻俩急得抱头痛哭。这时村里有人说："陈氏虽然不是大夫，但医术不错，又热心，大家有什么头疼脑热都喜欢找她，上次我病得那么厉害也是她治好的。你们去问问，也许能行呢。"

　　夫妻俩赶紧请来陈氏。陈氏仔细诊察后，拿出一些淡黄白色细长柔软的草药，并劝慰夫妻俩不要担心，他们女儿的病会好的。陈氏找来一个浴盆，倒入热水，把白色的草药切碎，用

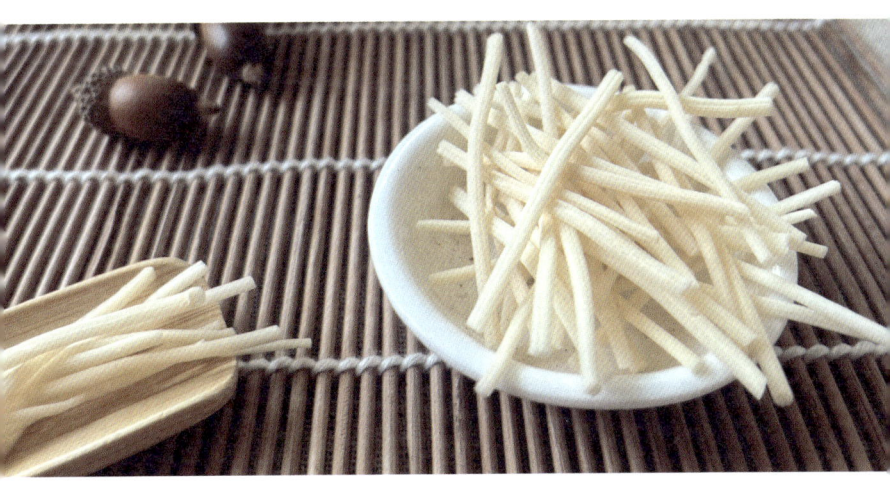

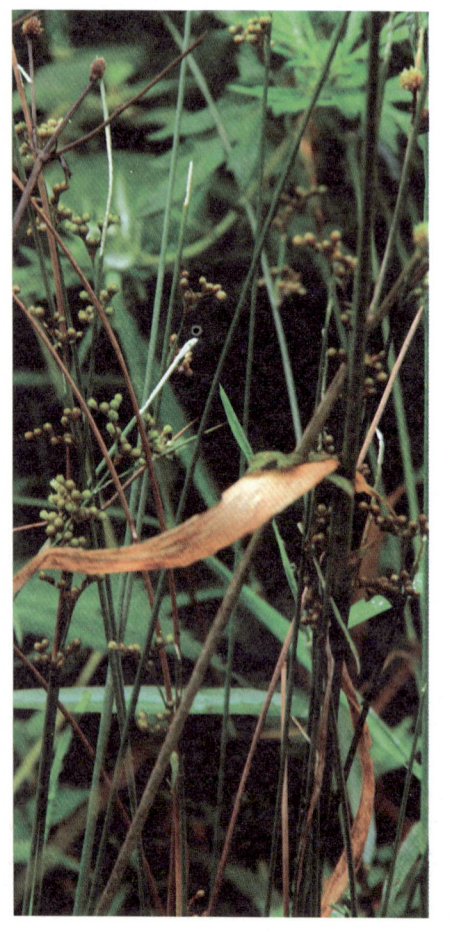

泡了草药的热水给女婴洗头擦身，接着又折下一截草药放在油里蘸，又移到火里烧红，从孩子的额头到手掌心挨着烫，不一会儿这些烫红的地方就结了痂。但女婴这时仍然没有意识，陈氏却胸有成竹地说："请放心，孩子很快就会好起来的。"果然，没过多久女婴就清醒过来，并且和其他婴儿一样，也会吸奶了。夫妻俩高兴极了，逢人就夸赞陈氏的医术高明。

后来，不知哪个顽

皮的孩子捡到了陈氏没用完的药，看到这草药白白细细长长的，像油灯的灯芯一般，就用火点着玩，竟然也如火光明亮，并且这草药还是从灯心塘传出来的，人们就把这种草药称为"灯心草"了。

虽然这是个传说，但是灯心草常用来治疗小儿夜啼、睡眠不好。对于婴儿因脾胃寒凉引起的半夜啼哭，并伴随面色清白、不喜欢吃母乳和辅食、手腹俱冷等症状，用灯心草熬水洗澡，可以有效缓解症状。

药用价值

性味：性微寒，味甘、淡。

归经：归心、肺、小肠经。

功能主治：清心火、利小便。可以用来缓解喉咙肿痛，有润喉的功效；还有清心降火的作用，能有效地改善尿急、尿痛、尿不尽等症状；还能治疗水肿、失眠、外伤、淋病等症；含有蛋白质和纤维，对身体健康有辅助作用，可以作为保健食品，能提高人体的免疫力。

川木通

毛茛科植物小木通的茎藤。长圆形，略扭曲，表面黄褐色或黄棕色，有纵向凹沟及棱线，节处多膨大。春、秋两季采收茎藤，除去粗皮，晒干或趁鲜切薄片晒干。

　　相传在唐朝的时候，巴蜀成都府有一个寡妇，她带着体弱多病的儿子住在城南。她叫儿子柱子，希望儿子能够早日长大成家里的顶梁柱。秋季的某天，她儿子突然生病了，口舌生疮，皮肤水肿，尿量尿次都比平时减少了很多。寡妇一家的生计就靠她每天挖草药卖维持，根本没有多余的钱给儿子治病。

　　寡妇经常进山采药，对一些草药的药效还是比较了解的。但她不是大夫，不敢随便给儿子用药，只好守在儿子床边，一刻也不敢离开。夜渐渐深了，寡妇已累得几近虚脱。实在熬不住了，寡妇靠着床柱就打起了盹，竟然还做了一个梦。在梦里，

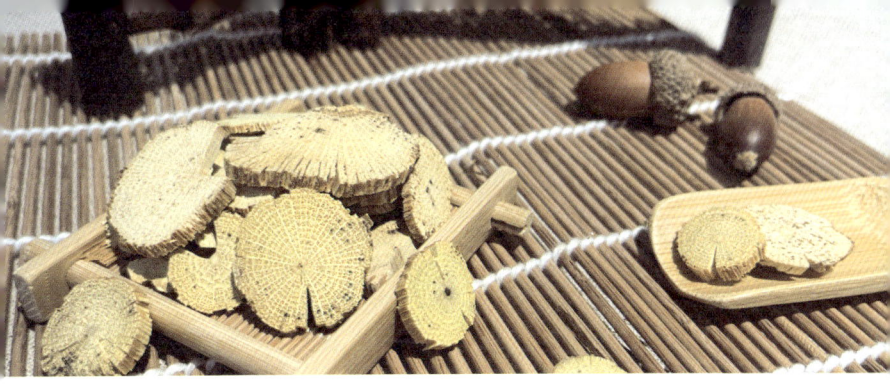

她死去的丈夫对她说，他的坟上长了几株植物，让寡妇采这些植物的茎直接煮水给柱子喝，就能治好儿子的病了。寡妇听了连连点头说好，还准备和丈夫说些家里的其他事情，结果还没等她说出口，丈夫就消失不见了。

从睡梦中醒来后，寡妇赶紧请来邻居帮忙看护儿子，自己则背上背篓，拿上镰刀，到丈夫的墓前去了。到了一看，丈夫的坟上果然长了一些植物，正开着漂亮的白花。寡妇连忙按照丈夫梦里交代的那样，采回植物，煎水给儿子喝。几天之后，儿子的病果然好了。从那以后，她就常把这个药卖到药铺里，收购药材的人问她："这药叫什么呀？"寡妇说："这药让我家柱子尿通了，要不叫'柱通'？"收药材的人说："这名字有点拗口，柱子柱子，不就是木头的吗？不如叫'木通'，怎么样？"寡妇也拍手称赞。于是，"木通"的名字就慢慢流传开来。又因产地主要在四川，人们就称其为"川木通"。

药用价值

性味：性寒，味苦。

归经：归心、小肠、膀胱经。

功能主治：清热利尿、通经下乳。有利尿通淋作用，可促使尿液排出，用于治疗小便不利、淋证、水肿和急性肾炎等。有通经下乳作用，临床上可用于治疗因血瘀所致的乳汁稀少或不通、经闭等。

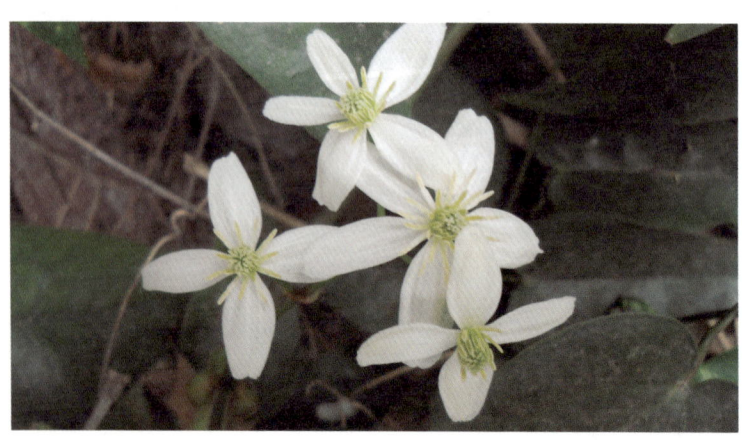

菌林奇珍·菌类

灵芝

马勃

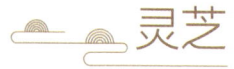 灵芝

又称"三秀""瑶草""仙草""还魂草"，为多孔菌科真菌赤芝或紫芝的干燥子实体。有着棕色的柄，柄上是菌盖，菌盖上有着好似祥云一样的环形轮纹。一般生长在湿度高且光线昏暗的山林中，主要生长在腐树或是其树木的根部。野生灵芝的采挖时间在每年的4～10月。

相传很早以前，泰山南麓有一户张姓人家，因张父早亡，家中仅剩母子二人，母亲积劳成疾患上了气喘病，动辄气喘，呼吸困难。为了糊口，儿子张勤十岁就去给夏财主放羊。

一个深秋的早晨，张勤照例赶着羊群去吃草。看着小羊亲昵地哞哞叫着，用头上新生的角去蹭母羊的肚子，张勤也不禁

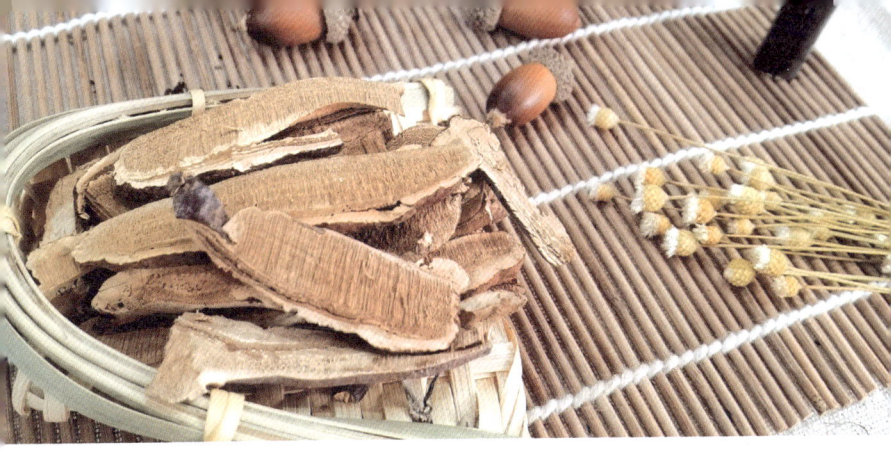

想起家中年迈多病的老母亲。正出神时，突然传来一声响亮的羊啼，张勤惊得一下子抬起头向前望去。

前方，东山上只见一位红衣女郎飘飘而下，脚步轻盈地走到张勤面前，手里捧一束灵芝，笑着对张勤说："得知你母亲久病，感于你对你母亲的一片赤诚孝心，特献来灵芝治疗。这束灵芝可分三次煮汤饮用。服下此药，你母亲的病三日可愈。"

说罢，红衣仙子自回东山去了。张勤回到家中，按照红衣女郎的嘱咐，仔细煎煮汤药，让母亲服用。果然药服三天后，母亲的气喘病便痊愈，张勤便精心侍奉母亲至百年过世。

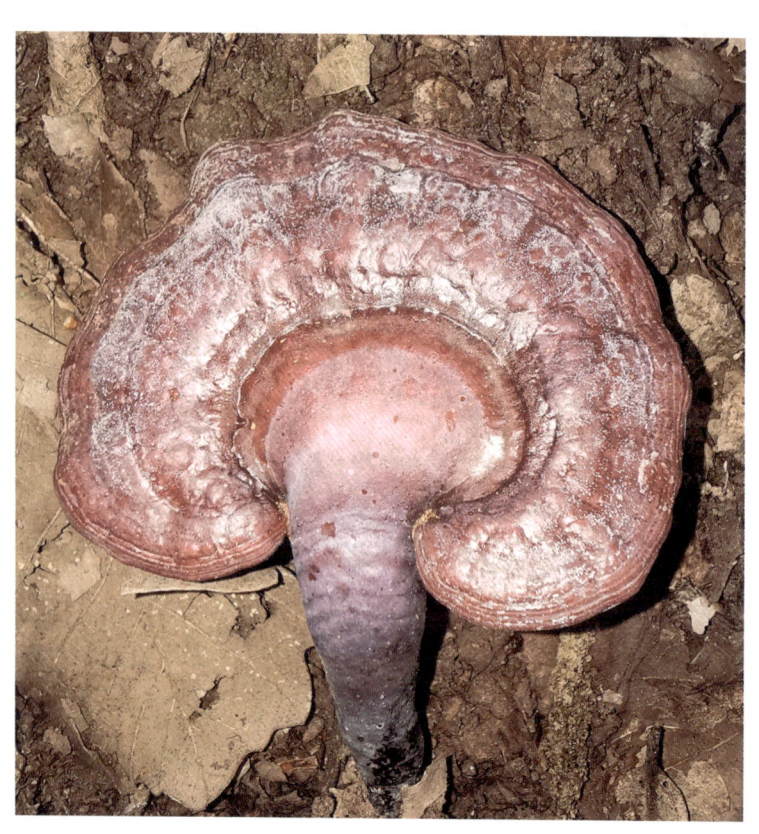

药用价值

性味：性平，味甘。

归经：归心、肺、肝、肾经。

功能主治：延年益寿、强身健体、扶正固本。具有补气安神、止咳平喘的功效，可用于治疗心神不宁、失眠、惊悸、咳喘痰多、虚劳证等。现代可直接将灵芝粉碎泡水，或食用灵芝孢子粉以增强体质。

马勃

灰包科真菌脱皮马勃、大马勃、紫色马勃的子实体。一种菌类，皮壳状的包被内几乎全都是孢子，如不小心用脚踢到它，孢子便从上方孔口内喷出，扬起一团尘埃状的"烟雾"。所以，马勃常被人们称为"地烟"，有的地方也叫马屁包、牛屎菇、狗头灰等。

相传，很久以前，有一位放猪娃叫马勃。一年夏天，马勃和几个孩子到荒山割猪草时，有个孩子的腿肚子不小心被树枝划破了，鲜血直流。那小孩疼得直哭，别的孩子也吓慌了，马勃却说："别哭，你把伤口按住，等我给你治。"

马勃在山坡上东转西转，找到一个灰褐色的菌类，往孩子伤口上一按，然后用布条扎紧，便把他背回了家。过了三天，那孩子揭开一看，伤口不但没化脓，而且长出了新鲜的嫩肉来，再过两天伤口竟全好了。

　　人们都好奇马勃小小年纪，怎么知道那东西止血。"这就是大灰包治好的。"马勃卷起裤角，露出一道伤疤，说："我不知道它叫什么名字，因为外观是灰黑色的，就叫它大灰包。有一回，我去山上砍柴，一不留神，腿被刀砍破了，血流不止，疼得我头上直冒汗。正在叫天天不应、叫地地不灵的时候，我看见身边有个大灰包，急忙用它按住伤口，当时就止住了血，过

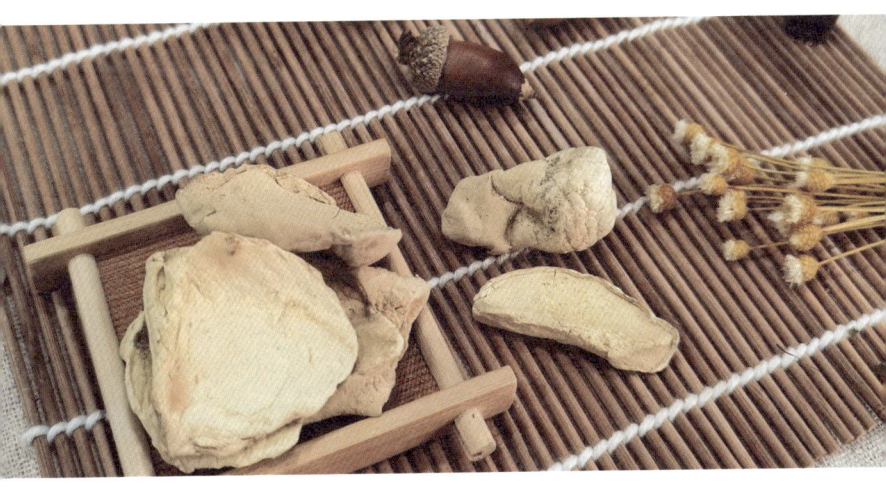

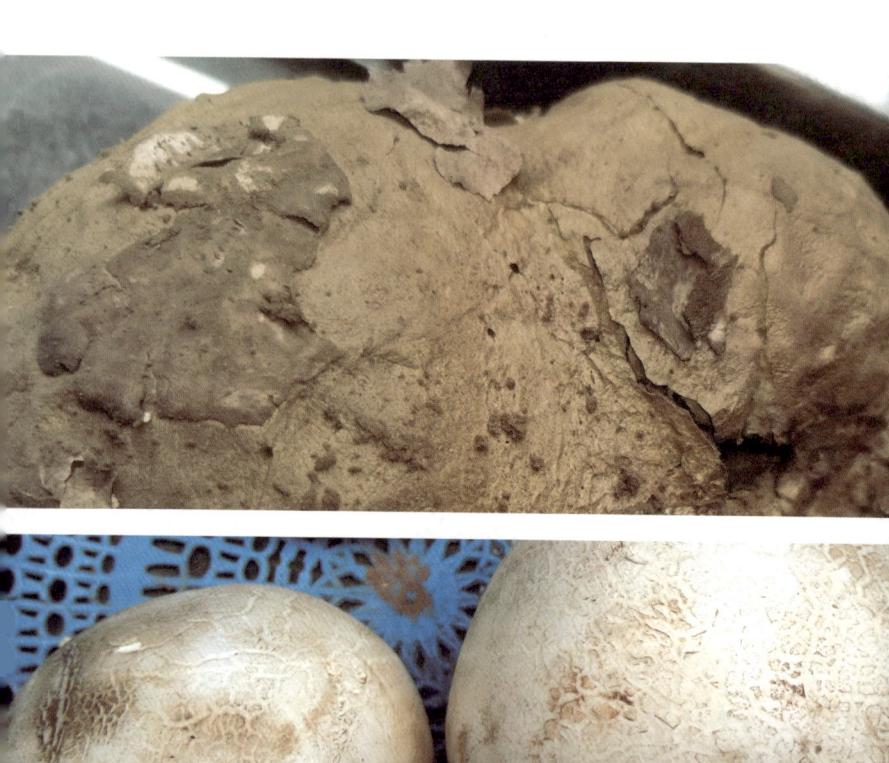

了几天伤口就长好了。从那以后，不管手剐破了还是脸划破了皮，我都去找大灰包，用它来治。"

自此人们便传开了，但凡有外伤就找马勃，找不到马勃时，就到山上找大灰包。日子一久，"马勃"就成了大灰包的名字。

药用价值

性味：性平，味辛。

归经：归肺经。

功能主治：清肺利咽、止血。善清热解毒而利咽喉，可单味应用，常与桔梗、甘草、玄参、牛蒡子等清热利咽药同用；善清肺热，故治肺热咳嗽，兼咽喉红肿、声音嘶哑，常与桔梗、生甘草、牛蒡子等同用；善散血热而止血，凡吐衄血热妄行者，可单味应用，也可与茅根、侧柏叶、炒栀子等同用；若外伤出血，可用本品外敷患处。

代表方剂为红药丸。能发表解肌、清热解毒，主治麻疹初期或隐或现、身热流涕、表邪未解等。

皮里春秋·皮类

川黄柏
厚朴
杜仲
牡丹皮
五加皮

川黄柏

芸香科植物黄皮树的干燥树皮，剥取树皮后，除去粗皮，晒干。川黄柏是黄柏的一种，主产于四川。树皮呈板片状或浅槽状，长宽不一，味极苦，以厚大、色鲜黄者为佳。

相传金元年间，长安有一名王姓富商，患上了小便不通畅的疾病，肚子硬得像石头，腿脚肿胀，破裂出黄水，吃不下睡不着，苦不堪言。

富商的病久治不愈，四处求医问药，找到当时的名医李东垣（又名李杲，中医"脾胃学说"创始人，"金元四大家"之一）求治。李东垣详细诊断并了解其他大夫所用的处方后，推断富商小便不通畅、腿脚肿胀，是体内阴阳（寒热）不平衡引起的。李东垣告诉他："你是因为长期吃得太好，大量山珍海

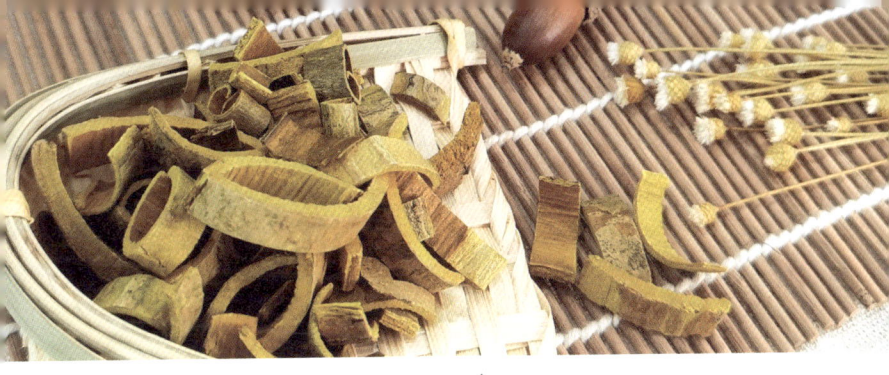

味产生积热，损伤了肾水，导致膀胱干涸，小便不化，火又逆上。"对症下药，开了以黄柏为主药的方剂让富商服用。

没多久，富商感觉下腹像火烧刀刺般炽热，尿液如山洪暴发一样奔涌而出。不久，腿脚的肿胀消退了，他的身体也很快恢复如常。从此，黄柏的神奇药效一直为民间所传颂。

药用价值

性味：性寒，味苦。

归经：归肾、膀胱经。

功能主治：清热燥湿、泻火解毒。用于治疗湿热泻痢、黄疸、热淋、脚气、湿疹等。有良好的退虚热、除下焦湿热作用，可配伍苍术、知母、黄芩、苦参等以增强功效。为便于服用，常制成各种剂型的中成药，目前销售的有黄柏胶囊、小儿清热片、分清五淋丸、妇炎康片等。

厚朴

木兰科植物厚朴或凹叶厚朴的干燥干皮、根皮及枝皮。4～6月剥取，根皮和枝皮直接阴干；干皮放在沸水中微煮，再堆在阴湿处，至内表面变紫褐色或棕褐色时，蒸软，取出，卷成筒状，干燥。

相传，从前，在神农架五峰山脚下，有位张大夫。这人性情古怪却有一副菩萨心肠，对穷人同情，看病抓药常分文不收，而对那些财主恶霸则横眉冷眼。

一年大旱，老百姓粮食颗粒无收，只能剥树皮挖草根充饥，吃了这些，很多人都胸腹痞满、胀痛、反胃呕吐。张大夫绞尽脑汁，精心治疗，却也只能暂时减轻他们的痛苦，而不能根治。

一天夜里，一场期盼已久的大雨终于从天而降。早上，张大夫打开房门，只见一个小伙子晕倒在屋檐下，身边还放了一捆湿柴。张大夫伸手摸了摸小伙的额头，把了把脉，又翻看了一下眼皮，连忙把小伙弄醒，并叫家人赶紧做饭。小伙吃过饭后，有了精神，对张大夫说："我叫厚朴，住在五峰山，好几天没吃饭了，就想着卖了柴换点吃的。"张大夫给了他两吊铜钱，又把那捆柴买下来，并说："厚朴，以后卖柴可要砍干柴，那湿柴没人买，快回家去吧。"

第二天，厚朴又来了，还是背了一捆枝枝丫丫的湿柴，站

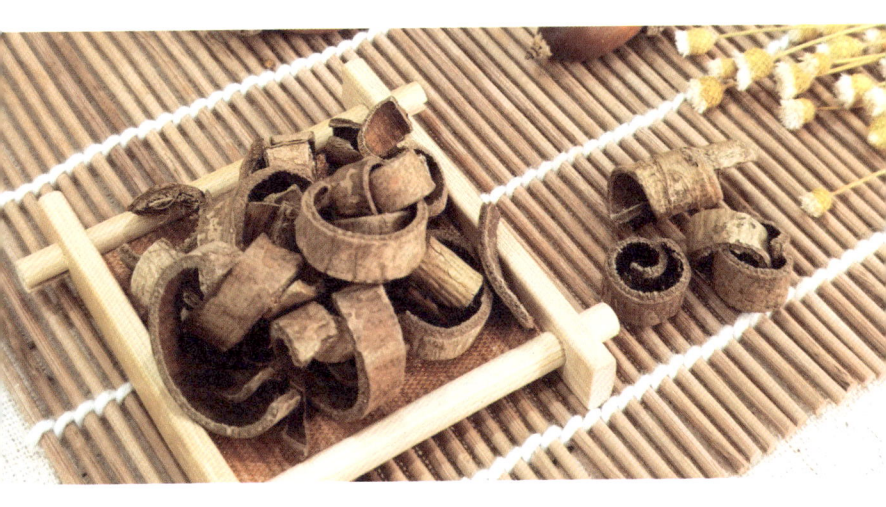

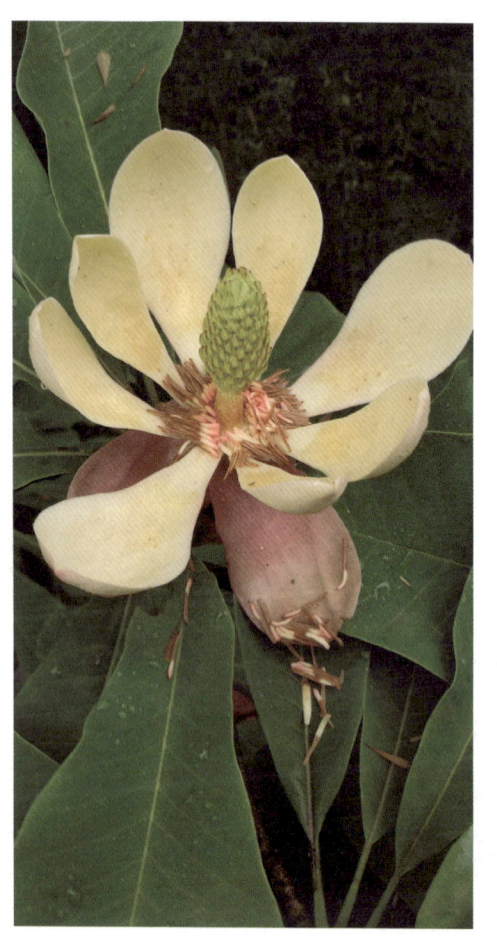

在药铺柜台边，说："张大夫，今天这捆柴还是卖给您吧。"善良的张大夫左右为难，买下吧，这湿柴怎么烧得燃呢？不买吧，又担心小伙卖不出去？厚朴"扑通"一声跪在地上，含着泪哀求道："张大夫，我娘眼瞎了，又没吃的。砍干柴路远，我又走不动，只能在近处砍湿柴，求您买下吧。"张大夫把厚朴扶起来，取出两吊钱来给厚朴，道："好孩子，回去好好照顾你娘。"从这以后，厚朴每天都背一小捆湿漉漉的树丫来，善良的张大夫每次都给他两吊钱或一升米。

一天夜里，急促的敲门声把张大夫从梦中叫醒。同村的罗二嫂喊着："张大夫，救命啊！我那孩子心口痛得不行了。"张大夫急忙摸着进了药房，抓了药给罗二嫂。等天亮时张大夫走进药房，一看却傻眼了，原来昨夜给罗二嫂配药取木通时，错把厚朴背来的柴皮当成木通了。这可怎么办？罗二嫂家孩子的性命多半难保了。正在惊恐时，有人敲门，开门一看，果然是罗二嫂。她一进门就给张大夫磕头作揖。张大夫莫名其妙，要她说个明白。罗二嫂说："您昨晚抓的那副药，连喝两遍，孩子的心口就不痛了，也不哭了，今天早上还吃了两碗饭呢。"张大夫又惊又喜，心想：莫非厚朴背来的湿柴是治心口疼的良药？

以后，张大夫看病，遇到心口痛、肚子痛、食积不消、腹胀等症状，往往在药方中配上一味厚朴背来的树丫皮，果然灵验，治好了许多因吃草根树皮而生病的老百姓。张大夫认为这些都是厚朴的功劳，要把卖药的钱分一半给他。

可自从那天以后，厚朴再也没有来卖过柴。张大夫忍不住了，亲自到五峰山找厚朴。他遇到一个挑水的老妈妈，问道："五峰山上有一个叫厚朴的小伙子，您知道他在哪里吗？"老妈妈手一指说："在那林子里。"张大夫兴致勃勃地走进背后的树林："厚朴，你在哪里？""这里，这里……"茫茫的林海里隐隐传出声音，却又不见人影。张大夫仔细分辨，循着声音找去，来到一棵树面前，他仔细一看，这不是厚朴给我背去的那种树吗？张大夫这才明白过来，厚朴原来就是这棵树，他天天来卖柴就是为了送药的。从此，厚朴这味草药的名字就传下来了。

在之后漫长的岁月里，每当大山里的人们遇到胸腹疼痛、翻胃、呕吐、泻痢，被病痛折磨时，大夫就会用厚朴的树皮，再加上其他的药材，让人们熬汤喝，病痛很快就被祛除了。

药用价值

性味：性温，味辛、苦。

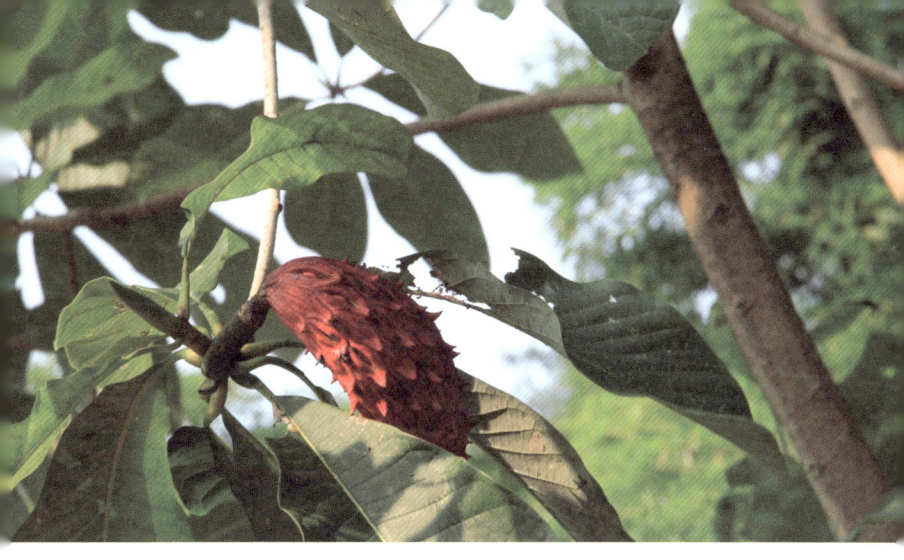

　　归经：归脾、胃、肺、大肠经。

　　功能主治：燥湿消痰、温中下气。主治胸腹痞满胀痛、反胃、呕吐、宿食不消、痰饮喘咳、寒湿泻痢，是消除胀满、治疗消化道疾病的要药。厚朴临床应用广泛，与大黄、枳实配伍治腹满便秘；与紫苏子、半夏等合用可治胸闷咳喘；与苍术、陈皮等配伍可治胃肠气滞。但孕妇慎用，还要注意不要与泽泻、寒水石、消石等一起食用，以免出现中毒或不良反应。目前销售的中成药有平胃丸、开胸顺气丸、保济丸、厚朴温中丸等。

杜仲

杜仲科植物杜仲的干燥树皮。片状或卷状，质地脆易折断，断面有银白色丝状物相连，细密有弹性。清明到夏至之间，选取生长 15 年以上的树木，剥下树皮，去粗皮，晒干。不仅杜仲树皮有很高的医药价值，杜仲叶也是一味宝贵的药材，功效与杜仲树皮相似。

相传，古时候有一位大夫，姓杜名仲。他筋骨不强健，时常腰腿酸痛。一天，他进山采药，偶然发现一棵粗壮挺拔的参天大树，树皮里有许多像蛛丝一样的白丝，再撕开周围其他树的树皮，却没发现这种现象。

杜仲觉得这种植物不同寻常，树皮里的白丝像树的"筋骨"一样。他想着：人若吃了这种树皮，会不会也像这树一样，有筋骨，更强健挺拔呢？他就尝试服用了一段时间，发现自己腰

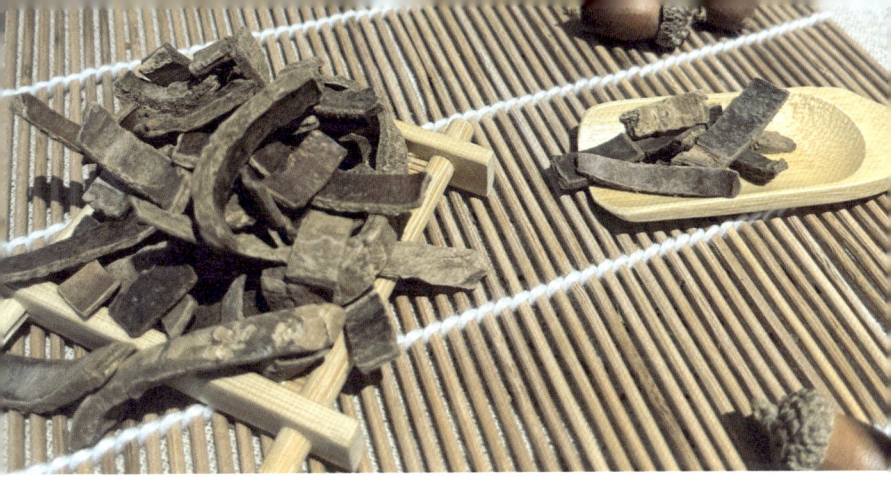

不酸了，腿也不疼了，腰板也直了。后来他坚持长期服用，不仅身轻体健，还头发乌黑。很多人都来问他健康长寿的秘诀。杜仲便告诉了人们这件事情。于是，人们纷纷开始服用这种树皮，效果很好，出现了许多健康长寿的老人，后来，杜仲竟因服此树皮得道成仙而去。

后人为了表达对杜仲的崇敬思念之情，把这种植物唤为"思仙""思仲"。天长日久，还是直接称"杜仲"。

药用价值

性味：性温，味甘、微辛。

归经：归肝、肾经。

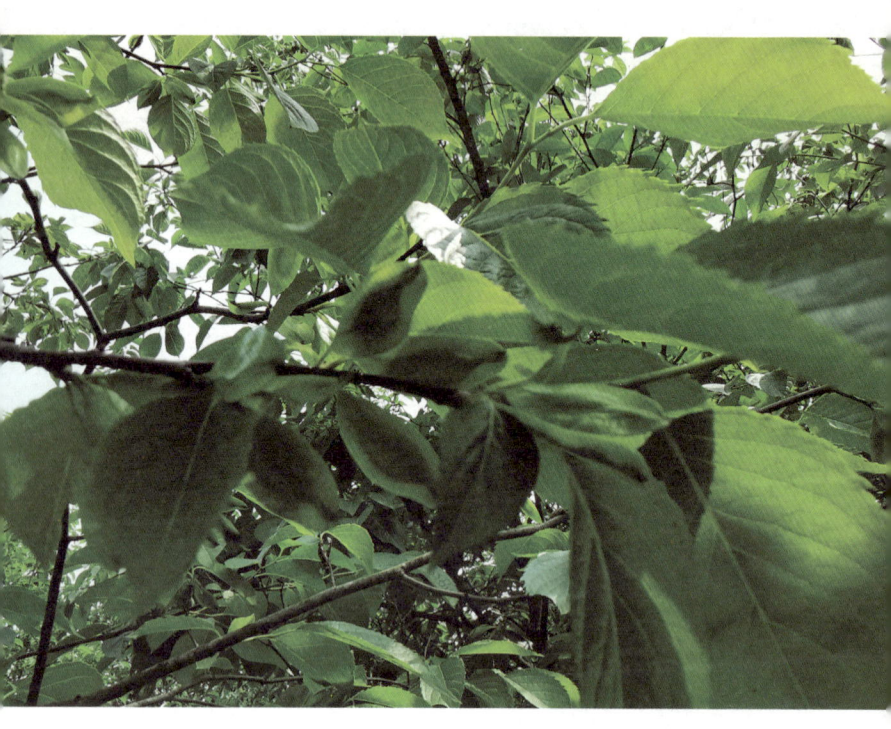

功能主治：补肝肾、强筋骨、安胎。用于治疗腰膝酸痛、下肢无力、筋骨损伤等。杜仲是一味妇科良药，安胎、保胎的功效显著，还有稳定、持久降血压的功效。为便于服用，常配合天麻、钩藤、三七、当归等制成各种剂型的中成药，目前销售的有杜仲降压片、强力天麻杜仲丸、杜仲壮骨胶囊等。

牡丹皮

毛茛科牡丹的根皮。筒状或半筒状。外表面黄褐色或灰褐色，有横长皮孔或细根痕，内表面灰黄色，有时可见发亮的结晶。10～11月挖根，洗净，去掉须根，用刀剖开，抽去木部，将根皮晒干。

相传古代有个老花农，对牡丹特别痴迷。冬天牡丹枯萎了，他为了能够看到牡丹，从春天牡丹幼芽出土就开始画，一天画一张，直到落叶。

他年年画，时间长了竟然存了几大箱画。有人看到他牡丹画得好，就找他买画，他却不卖，都宝贝似的存起来。老花农对牡丹的痴迷终于感动了花神，赐予了他"神笔马良"的能力，他在纸上只要画出牡丹的幼芽，就会变成真正的牡丹，不用培土浇水，就会长大发芽开花。

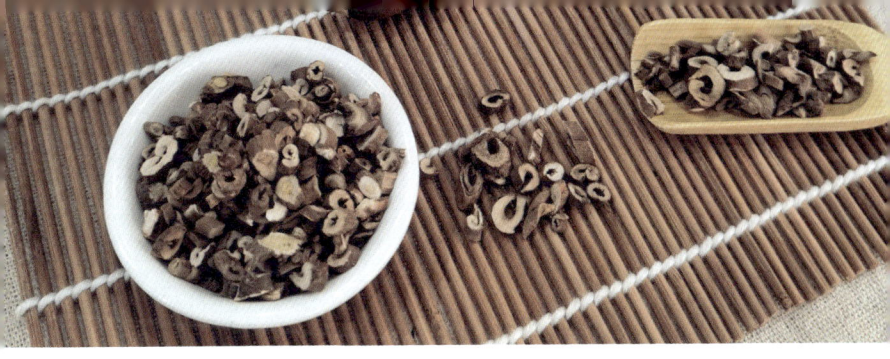

　　老花农有个独生女叫爱花，在她要出嫁时，老花农却不忙着筹备嫁妆，天天都在地里忙着照顾牡丹。爱花看到父亲如此，觉得父亲不关心她，委屈得直落泪。到了爱花出嫁的那天，老花农捧出一个不大的梳妆匣，上着锁，贴着封条，把钥匙交给女儿，叮嘱女儿好好保管。爱花看着父亲这么慎重，心想，这一定是非常贵重的东西，多半是金银珠宝。

　　爱花到了婆家后，闹亲的人看到她只带了一匣的嫁妆，纷纷交头接耳地议论她，让她倍感难堪。等到夜深，闹亲的人走后，爱花和夫婿关好房门，小心翼翼地搬出小匣，撕去封条开锁，掀开盖子一看，里面是一叠折得方方正正的纸。爱花急不可耐地展开纸，竟然不是银票，而是父亲画的一幅牡丹。画中的牡丹根须牢牢地扎在土壤中，发出了许多嫩芽，花蕾含苞待放。爱花一见，非常气恼，抓起画就撕，结果一不小心自己的手被纸划破了，血流不止。

爱花用受伤的手抓着画，坐在一旁伤心地哭泣，伤口的地方正挨着牡丹的根须。这时神奇的一幕发生了，牡丹的根须竟然把伤口处流出的血吸收了，伤口愈合了。夫妻俩连忙取下一些根须仔细研究，原来牡丹的根皮竟然有很好的止血效果。

爱花这才明白，父亲赠给自己的画竟然是无价之宝，是父亲送给自己最好的新婚礼物。从那以后，小两口就做起了牡丹根皮的生意，渐渐地，日子越过越好，成了当地的望族。

药用价值

性味：性微寒，味苦、辛。

归经：归心、肝、肾经。

功能主治：清热凉血、活血化瘀。可清热凉血，用于治疗各种顽固的皮肤病，能够去除血分中的热毒，使红、肿、痒的症状得到缓解。治疗痛风、关节炎、肺炎、气管炎时，牡丹皮有消炎镇痛的效果，可以治疗炎症，起到凉血的作用，从而缓解症状。治疗气滞血瘀型的冠心病、心绞痛，牡丹皮有活血化瘀的效果，可以缓解心绞痛、胸腹痛的症状。

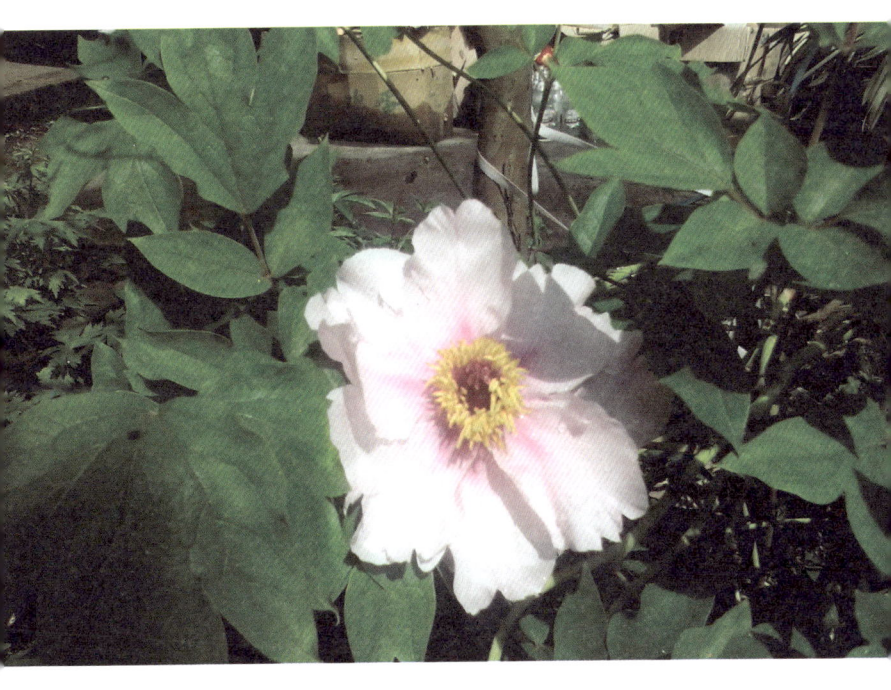

五加皮

> 五加科植物细柱五加的根皮。呈不规则卷筒状。外表面灰褐色，有纵皱纹及横长皮孔；内表面淡黄色或灰黄色，有细纵纹。夏、秋季采挖根部，洗净，剥取根皮，晒干。

五加皮的传说跟浙江名酒有关。相传很久以前，在浙江西部严州府东关镇（今建德境内）的新安江畔，有一个叫郅中和的青年。他为人忠厚勤劳，靠从祖上流传下来的一门酿酒手艺为生。他家酿的酒醇香、甘润，在十里八乡非常出名。

有一天，郅中和也像往常一样挑着自己酿的酒去各处叫卖，路过海边的时候，发现一条恶龙正在欺负一个姑娘。郅中和看不惯恶龙的行径，就用扁担赶走了恶龙，救了那位姑娘。而那个姑娘其实是东海龙王的五公主佳婢，她偷偷从龙宫跑到人间游玩，结果被一条恶龙给盯上，幸好遇到了郐中和。佳婢因为郐中和的勇敢善良而爱上了他，后来就与郐中和结为夫妇，仍然以酿酒为生。佳婢发现生活在海边的人们很多都患有风湿病，她就建议郐中和在酿酒的时候加入一些药材，酿造既能健身又能治病的酒。经过佳婢的指点，郐中和在酿酒的时候加入五加皮、木瓜、甘松、玉竹等中药，酿出的酒香味扑鼻，而且还能够治疗风湿骨痛，人人赞不绝口，他们的生意也越做越好。郐

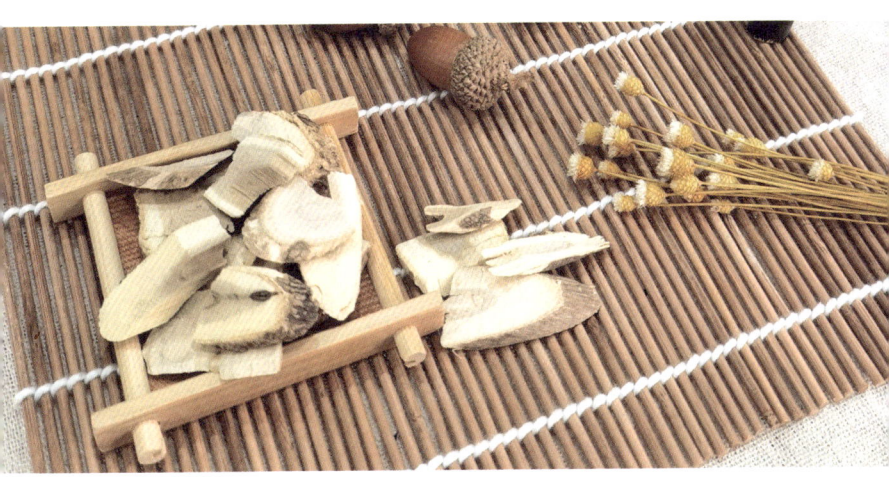

中和就把这种酒取名为"郑中和五加皮酒"。而该地属于严州府东关镇，后人又把这种酒叫作"严东关五加皮酒"。

此酒流传到今天，已有数百年的历史，五加皮酒有祛风湿、强腰膝、舒筋骨解疲劳的作用，而且酒味甘香可口，在当地非常流行，无病之人也可饮用。

药用价值

性味：性温，味辛、苦。

归经：归肝、肾经。

功能主治：祛风湿、补肝肾、强筋骨。利水消肿是五加皮的重要功效之一。它能治疗身体水肿与小便不利，治疗时可以把五加皮与生姜皮、大腹皮等中药一起煎汤服用，有消除水肿、利尿的作用，也有预防高血压的作用。五加皮泡水喝，还有补肾的作用。